Expertenstandard Dekubitusprophylaxe in der Pflege
2. Aktualisierung 2017

herausgegeben vom

Deutschen Netzwerk für Qualitätsentwicklung in der Pflege (DNQP)

Wissenschaftliche Leitung: Prof. Dr. Andreas Büscher

Wissenschaftliches Team: Dipl.-Pflegewirtin Petra Blumenberg; Prof. Dr. Andreas Büscher; Dipl.-Pflegewirt Moritz Krebs; Prof. Dr. Martin Moers; Prof. Dr. Doris Schiemann; Heiko Stehling, MScN; Dailen Stomberg, M.A.

Geschäftsstelle: Elke Rausing, Bianca Grams

Hochschule Osnabrück · Fakultät für Wirtschafts- und Sozialwissenschaften
Postfach 1940 · 49009 Osnabrück · Tel.: 0541 969-2004
E-mail: dnqp@hs-osnabrueck.de · Internet: http://www.dnqp.de

Osnabrück, Juni 2017

Deutsches Netzwerk für Qualitätsentwicklung in der Pflege (Hrsg.):
Expertenstandard „Dekubitusprophylaxe in der Pflege – 2. Aktualisierung 2017"
Schriftenreihe des Deutschen Netzwerks für Qualitätsentwicklung in der Pflege. Osnabrück
ISBN: 978-3-00-009033-2

Vorwort zum aktualisierten Expertenstandard

Dekubitus sind so alt wie die Menschheit selbst. Sie sind immer Folge von schwerer akuter oder chronischer Krankheit und ausgeprägter Pflegebedürftigkeit. Die wirksame Vermeidung von Dekubitus muss stets oberste Priorität haben, denn für Betroffene und Angehörige sind Dekubitus gefährlich und eine große Belastung. Die Heilung von Dekubitus ist langwierig, aufwendig und teuer. Obwohl die Evidenz aus klinischen Studien zur Wirksamkeit von Präventionsmaßnahmen mangelhaft ist, sind die Weichlagerung und die zeitweise Entlastung gefährdeter Prädilektionsstellen zweifelsfrei effektiv. Dazu kommen noch eine Reihe weiterer unterstützender Maßnahmen. Die derzeit verfügbaren präventiven Hilfsmittel und das Wissen um Prophylaxemaßnahmen scheinen geeignet zu sein, um Dekubitus weitgehend zu vermeiden.

Eine aktuelle Zusammenfassung dieses Wissens liegt diesem Expertenstandard zugrunde. In der Praxis sind entstandene Dekubitus sehr oft auf zu späte Implementierung oder auf mangelhafte Durchführung von Prophylaxemaßnahmen zurückzuführen. Dabei handelt es sich niemals um den Fehler einer bestimmten Person oder weil beispielsweise ein spezielles Hilfsmittel fehlte. Ob ein Dekubitus entsteht oder vermieden werden konnte ist das Resultat eines komplexen Wechselspiels zahlreicher Strukturen und Prozesse innerhalb einer Organisation. Dekubitusprävention ist somit immer auch Leitungsaufgabe. Das Neuauftreten eines Dekubitus sagt etwas über die Versorgungsqualität einer Einrichtung oder eines Dienstes aus.

Gleichzeitig ist anzuerkennen, dass nicht alle Dekubitus vorgebeugt werden können. Es gibt zahlreiche Situationen (z. B. bei akuter Lebensgefahr, am Ende des Lebens) in denen therapeutische oder pflegerische Entscheidungen getroffen werden, die einer „besten" Dekubitusprävention widersprechen. Im Englischen werden diese als „unavoidable" bezeichnet was mit „unvermeidlich" übersetzt werden kann. Ein besserer Begriff wäre „unpreventable" im Sinne von „unverhütbar", denn es soll niemals im Vorfeld angenommen werden, dass Dekubitus unvermeidlich auftreten. Wie hoch der Anteil der Dekubitus ist, der trotz konsequenter Ausschöpfung aller verfügbaren Präventionsmaßnahmen entsteht ist unbekannt. Eine Inzidenz und Prävalenz von null ist nicht realistisch, doch die derzeitigen epidemiologischen Zahlen von Deutschland und weltweit zeigen, dass es noch Spielraum für Qualitätsverbesserungen gibt. Dieser Expertenstandard soll dazu seinen Beitrag leisten.

Berlin, April 2017

Privatdozent Dr. Jan Kottner
Charité – Universitätsmedizin Berlin
Klinik für Dermatologie, Venerologie und Allergologie
Klinisches Studienzentrum für Haut- und Haarforschung

Inhaltsverzeichnis

Abbildungsverzeichnis

Tabellenverzeichnis

Die ursprünglichen Fassungen des Expertenstandards „Dekubitusprophylaxe in der Pflege" (2004 und 2010) können zu Studienzwecken beim DNQP angefordert werden. Anfragen richten Sie bitte an: dnqp@hs-osnabrueck.de.

Die Ergebnisse der modellhaften Implementierung des Expertenstandards aus dem Jahr 2004 stehen auf der Homepage des DNQP (www.dnqp.de) zum kostenlosen Download zur Verfügung und werden auch für die aktualisierte Fassung des Expertenstandards als Unterstützung bei der Einführung empfohlen. Weitere Hinweise zur Arbeit mit dem aktualisierten Expertenstandard finden sich in Kapitel 4.

1 Methodisches Vorgehen und Ergebnisse der 2. Aktualisierung des Expertenstandards Dekubitusprophylaxe in der Pflege

Petra Blumenberg und Andreas Büscher

Die Veröffentlichung des aktualisierten Expertenstandards „Dekubitusprophylaxe in der Pflege" bildet den Auftakt der zweiten Aktualisierungsrunde der Expertenstandards. Nach der erfolgreichen Entwicklung von zunächst bis 2010 sieben und in den weiteren Jahren elf Expertenstandards, wurde 2009 parallel mit der ersten Aktualisierung der Expertenstandards begonnen. Zu Beginn des Jahres 2017 wurde die Aktualisierung des Expertenstandards „Ernährungsmanagement zur Sicherung und Förderung der oralen Ernährung in der Pflege" veröffentlicht und damit die erste Aktualisierungsrunde abgeschlossen. Das DNQP hat damit unter Beweis gestellt, dass es in der Lage ist, das hohe inhaltliche und methodische Niveau der Entwicklung und Aktualisierung von Expertenstandards kontinuierlich sicherzustellen. Parallel zu den Aktualisierungen wurden Erfahrungen und Einschätzungen gesammelt, die in das Methodenpapier des DNQP von 2015 eingeflossen sind und im Rahmen der begonnenen zweiten Aktualisierungen der Expertenstandards zum Tragen kommen werden. Der Expertenstandard „Dekubitusprophylaxe in der Pflege" ist der erste, der zum zweiten Mal aktualisiert wurde. Die Eckpunkte des Aktualisierungsprozesses und wesentliche inhaltliche Aspekte werden in diesem Einführungskapitel zusammengefasst.

Die zweite Aktualisierung des Expertenstandards „Dekubitusprophylaxe in der Pflege" erfolgte von Oktober 2015 bis Juni 2017. In diesem Zeitraum wurde die Expertenarbeitsgruppe einberufen, eine aktuelle Literaturstudie erstellt, zwei Sitzungen durchgeführt sowie der Expertenstandard und die Kommentierungen an den aktuellen Stand des Wissens angepasst.

Neben den üblichen Vorgehensweisen zur Anpassung des Expertenstandards an den aktuellen Wissensstand durch die Erstellung einer neuen Literaturstudie und der Einberufung einer Expertenarbeitsgruppe wurden erstmalig auch Indikatoren auf Grundlage des aktualisierten Expertenstandards entwickelt. Während die Aktualisierung des Expertenstandards mit der Veröffentlichung als abgeschlossen betrachtet werden kann, erfolgt im Rahmen eines Praxisprojektes eine Begleitung von Einrichtungen bei der Anwendung des aktualisierten Expertenstandards und des Indikatorensets. Auf dieses erweiterte methodische Vorgehen im Rahmen einer zweiten Aktualisierung wird unter Kapitel 1.4 noch ausführlicher eingegangen. Im März 2018 werden auf einem Workshop in Berlin Erfahrungen und Erkenntnisse aus der zweiten Aktualisierung und dem Praxisprojekt berichtet.

1.1 Einberufung und Ergänzung der Expertenarbeitsgruppe

Als wissenschaftlicher Leiter der Expertenarbeitsgruppe wurde Privatdozent Dr. Jan Kottner vom Clinical Research Center for Hair and Skin Science der Charité Universitätsmedizin Berlin berufen. Für die Mitarbeit in der Expertenarbeitsgruppe haben sich 34 Expertinnen und Experten aus Pflegepraxis und -wissenschaft sowie aus dem Bildungsbereich beworben. Ausgewählt wurden 11 Expertinnen und Experten sowie eine externe Fachberaterin und eine Vertreterin der Interessen älterer Menschen. Bei der Auswahl der Expertinnen und Experten wurde stärker als bei der ersten Aktualisierung auf praktische Erfahrungen zur Umsetzung des im Expertenstandard beschriebenen Qualitätsniveaus in den unterschiedlichen pflegerischen Settings Wert gelegt. Zusätzlich wurde auf Erfahrungen aus Referenzeinrichtungen zurückgegriffen, die im Vorfeld der ersten Sitzung erhoben wurden.

Die Moderation und Koordination der Arbeitssitzungen der Expertenarbeitsgruppen und der schriftlichen Abstimmungsprozesse im Rahmen der endgültigen Erarbeitung des Expertenstandard-Entwurfs übernahmen Professor Dr. Andreas Büscher und Petra Blumenberg vom wissenschaftlichen Team des DNQP. Die enge Begleitung der Expertenarbeitsgruppen durch Mitglieder des wissenschaftlichen Teams des DNQP trägt zur Sicherstellung der methodischen Güte der Entwicklung und Aktualisierung der Expertenstandards bei. Weitere Unterstützung, insbesondere im Zusammenhang mit der Entwicklung von Indikatoren zur Dekubitusprophylaxe, erhielt die Expertenarbeitsgruppe durch Professor Dr. Astrid Elsbernd von der Hochschule Esslingen als Mitglied des DNQP-Lenkungsausschusses.

1.2 Anpassung des Expertenstandards und der Kommentierungen an den aktuellen Wissensstand

Auf der Grundlage einer aktuellen Literaturstudie, die von Privatdozent Dr. Jan Kottner und den wissenschaftlichen Mitarbeiterinnen Elisabeth Hahnel und Dr. Andrea Lichterfeld-Kottner verantwortet wurde, diskutierte die Expertenarbeitsgruppe mögliche Anpassungen des Expertenstandards. Nach einer kritischen Auseinandersetzung mit den Ergebnissen der Literaturrecherche und ihrer Übertragbarkeit auf deutsche Praxisbedingungen wurden die Standardkriterien des „alten" Expertenstandards geprüft und in Teilen neu formuliert.

Im Ergebnis lag ein überarbeiteter Expertenstandard-Entwurf vor, auf dessen Grundlage die Expertenarbeitsgruppen-Mitglieder neue Kommentierungen formulierten (vgl. Kap. 1.2.2), sodass Ende 2016 eine überarbeitete Fassung des Expertenstandards für die sich anschließende Konsultationsphase vorlag. Wie bereits bei der ersten Aktualisierung des Expertenstandards gab es nur wenige inhaltliche Änderungen der Standardkriterien. Allerdings wurde der Aufbau des Expertenstandards verändert, um klarer der Logik des Pflegeprozesses zu folgen und die unterschiedlichen Standardkriterien zu pflegerischen Interventionen – Information und Beratung, direkte fachliche Interventionen zur Druckverteilung und -entlastung sowie die Nutzung von Hilfsmitteln – besser zu unterscheiden. Weitestgehend neu formuliert und zum Teil erheblich erweitert wurden die Kommentierungen zu den Standardkriterien, die für die Umsetzung in der Praxis vielfältige Hilfestellungen und Konkretisierungen enthalten.

1.2.1 Einbeziehung der Fachöffentlichkeit

In einer mittlerweile bei der Aktualisierung der Expertenstandards bewährten Form erfolgte die Einbeziehung der Fachöffentlichkeit im Rahmen einer öffentlichen Konsultationsphase. Hierbei hatten Interessierte online Zugriff auf den aktualisierten Expertenstandard mit Präambel und Kommentierungen sowie die aktuelle Literaturstudie. Die Fachöffentlichkeit wurde Anfang 2017 durch Hinweise in deutschsprachigen Print- und Online-Fachmedien sowie über die Website des DNQP auf die Konsultationsfassung aufmerksam gemacht und um Rückmeldung zum Expertenstandard-Entwurf gebeten. Im Rahmen der sechswöchigen Konsultationsphase waren 3552 Zugriffe/ Downloads der eingestellten Dokumente zu verzeichnen.

Im Rahmen der Konsultationsphase gingen, trotz der zahlreichen Zugriffe auf die Konsultationsfassung, lediglich 11 schriftliche Stellungnahmen beim DNQP ein, die jedoch als sehr qualifiziert anzusehen waren. Sie enthielten eine Vielzahl begründeter Hinweise auf redaktionellen und inhaltlichen Überarbeitungsbedarf. Diese Hinweise wurden vom wissenschaftlichen Team des DNQP aufbereitet und den Expertinnen und Experten gemeinsam mit den Original-Stellungnahmen zur Verfügung gestellt. Die Rückmeldungen der Mitglieder der Expertenarbeitsgruppe in dieser weiteren Konsentierungsrunde sind in die abschließende Fassung der Veröffentlichung eingeflossen.

1.2.2 Ergebnisse der Aktualisierung

Im Folgenden wird ein Überblick über die wichtigsten Anpassungen gegeben, die sich bei der Aktualisierung des Expertenstandards an Standard, Präambel und den Kommentierungen ergeben haben.

Übergreifende Anpassungen

In der zweiten Aktualisierung wurden Kinder als Zielgruppe sowohl bei der Literaturrecherche als auch im Standard aufgenommen. Eine entsprechende Expertise wurde auch bei der Auswahl der Mitglieder der Expertenarbeitsgruppe berücksichtigt, indem zwei Kinderkrankenschwestern berufen wurden. Diese Expertise spiegelt sich in den spezifischen Kommentierungen für die Zielgruppe der Kinder wieder, in denen gezielt auf Besonderheiten eingegangen wird.

Eine weitere Änderung betraf die Reihenfolge der Handlungsebenen des Expertenstandards. Der Aufbau des Expertenstandards Dekubitusprophylaxe wurde der Logik aller anderen Standards angepasst, was zu einer Umstellung der Expertenstandard-Ebenen geführt hat. Damit einher geht auch eine klarere Orientierung an den Schritten des Pflegeprozesses.

Eine Veränderung gab es auch hinsichtlich der Ursachen für eine erhöhte und/oder verlängerte Einwirkung von Druck. Während in der 1. Aktualisierung noch zwischen Einschränkungen der Aktivität und Einschränkungen der Mobilität unterschieden wurde, wird in der 2. Aktualisierung ausschließlich der Begriff der Mobilität verwendet, wenn es um die Identifikation von Risikopatienten geht. Die Trennschärfe beider Begriffe war in der Praxis problematisch und es bot sich an, die Definition aus dem Expertenstandard zur Erhaltung und Förderung der Mobilität in der Pflege (DNQP 2014) zu übernehmen.

Im Expertenstandard ist, in Anlehnung an die internationale Dekubitusleitlinie der EPUAP/NPUAP/PPPIA (2014) nicht mehr von Graden sondern von Kategorien die Rede. Neu sind auch die zwei zusätzlichen Klassifizierungen, die allerdings keiner Kategorie zugeordnet werden können, sondern lediglich beschrieben werden mit „keiner Kategorie zuordenbar: Tiefe unbekannt" und „vermutete tiefe Gewebeschädigung: Tiefe unbekannt". Dass diese neue Terminologie eine Herausforderung auf unterschiedlichen Ebenen darstellt, war der Expertenarbeitsgruppe bewusst. Für die Praxis sei daher zum besseren Verständnis ausdrücklich auf die Ausführungen in der Literaturstudie hingewiesen.

Präambel, Zielsetzung und Begründung

Wesentlich deutlicher als im bisherigen Expertenstandard wird die Einbeziehung von Patienten/Bewohnern und pflegenden Angehörigen betont. Dies spiegelt sich auch in der Begründung wieder, in der ein Hinweis auf das Selbstbestimmungsrecht von Patienten/Bewohnern im Zusammenhang mit der Durchführung von prophylaktischen Maßnahmen aufgenommen wurde. Dieser Hinweis findet auch in der Präambel Erwähnung, allerdings wird dort zusätzlich ausgeführt, dass das Recht auf eine selbstbestimmte Entscheidung die Pflegefachkraft nicht von ihrer Pflicht entbindet, Patienten/Bewohner bzw. Angehörigen zu informieren und so zu einer informierten Entscheidungsfindung zu befähigen.

1. Handlungsebene – Einschätzung

Die Formulierung aus dem Expertenstandard von 2010 „Die Pflegefachkraft beurteilt mittels eines systematischen Vorgehens das Dekubitusrisiko aller Patienten/Bewohner, bei denen eine Gefährdung nicht ausgeschlossen werden kann", hat in der Praxis dazu geführt, dass der Gefährdungsausschluss häufig nicht dokumentiert wurde und so nicht ersichtlich war, ob eine Risikoeinschätzung stattgefunden hat.

Daher entschloss sich die Expertenarbeitsgruppe dazu, in P1 deutlicher zwischen einem initialen Screening zur Beantwortung der Frage ob ein Dekubitusrisiko vorliegt oder nicht und einer differenzierten Einschätzung zu unterscheiden.

In E1 wurde der Begriff der „Dekubitusgefährdung" gegen „individuelles Dekubitusrisiko" ausgetauscht. Damit wird aus Expertensicht deutlicher, dass es nicht nur darum geht, eine Gefährdung zu erkennen, sondern auch zu identifizieren, worin das individuelle Risiko für einen Dekubitus liegt, um die richtigen Maßnahmen ableiten zu können.

2. Handlungsebene – Planung und Schnittstellenorganisation

Die Inhalte der ursprünglichen Ebene 5 zur Koordination der Schnittstellen wurde in die Handlungsebene 2 verschoben und stellen dort die Planungs- und Schnittstellenebene dar. Im Strukturkriterium S2b wurde die Verfahrensregelung aufgenommen, die als Werkzeug der Qualitätsentwicklung bereits aus anderen Expertenstandards bekannt ist, im Expertenstandard Dekubitusprophylaxe aber bisher nur in der Kommentierung Erwähnung fand. Neu hinzugekommen ist auch die Betonung der gemeinsamen Planung von Maßnahmen mit dem Patienten/Bewohner und ggf. den Angehörigen in Ebene P2, um so bevorzugt Maßnahmen und Hilfsmittel in Erwägung zu ziehen, die von den Betroffenen auch akzeptiert werden.

3. Handlungsebene – Information, Schulung und Beratung

In dieser Handlungsebene gab es kaum Änderungen. Lediglich die Verantwortlichkeit für die Bereitstellung von Schulungs- und Informationsmaterial wird klarer der Einrichtung zugeschrieben und dafür das Strukturkriterium S3b neu aufgenommen.

4. Handlungsebene – Förderung der aktiven (Eigenbewegung) und passiven (Druckentlastung durch die Bewegung des Patienten/Bewohners) Bewegung

In den Interventionsebenen (4. und 5. Handlungsebene) wird deutlicher als vorher dargestellt, dass die Maßnahmen je nach Umfang der Mobilitätseinschränkungen und anderer wichtiger Risiken individuell angepasst werden müssen. In der 4. Handlungsebene geht es vorrangig um die Förderung der Eigenbewegung, die im Falle verstärkter Mobilitätseinschränkungen durch druckentlastende Maßnahmen durch die Pflegefachkraft ergänzt wird.

5. Handlungsebene – Einsatz von druckverteilenden und –entlastenden Hilfsmitteln

Diese Handlungsebene ist, bis auf kleinere redaktionelle Änderungen, unverändert geblieben. Sprachlich präzisiert wurde die Unterscheidung der druckverteilenden und -entastenden Hilfsmittel in Wechsellagerungs- und Weichlagerungssysteme. Beispiele für diese Hilfsmittel finden sich in der Tabelle 2 in der Kommentierung zu S5b, um der Praxis die passende Auswahl zu erleichtern.

6. Handlungsebene - Evaluation

Ergänzend zur qualitätsmethodischen Logik der Expertenstandards mit patientenorientierten Ergebniskriterien, nehmen die neu aufgenommenen Kriterien S6 und E6 die Evaluation aus Organisationsperspektive in den Fokus. Ähnlich wie beim Thema Sturzprophylaxe erachtete die Expertenarbeitsgruppe das Ermöglichen von systematischer Evaluation durch die Erfassung von Daten sowie das Rückkoppeln dieser Daten an die Mitarbeiter für sehr wichtig.

1.3 Veröffentlichung der aktualisierten Fassung

Die vorliegende Fassung des zum zweiten Mal aktualisierten Expertenstandards „Dekubitusprophylaxe in der Pflege" setzt sich zusammen aus dem aktuellen Expertenstandard mit Präambel und Kommentierungen, der aktuellen Literaturstudie und dem Audit-Instrument. Das Audit-Instrument steht zusätzlich auf der Homepage des DNQP in einer elektronischen Version zur Verfügung.

Für die Einrichtungen gilt es zu prüfen, ob und in welchem Umfang eine Anpassung des einrichtungsinternen Vorgehens aufgrund der Veränderungen am Expertenstandard erforderlich ist. Das DNQP empfiehlt hier die zunächst die Erhebung des aktuellen Qualitätsniveaus z. B. durch Verwendung des Audit-Instrumentes zum Expertenstandard. Selbstverständlich können aber auch einrichtungsinterne Qualitätsinstrumente wie z. B. Pflegevisiten oder Fallbesprechungen genutzt werden, um das Vorgehen bei der Dekubitusprophylaxe zu evaluieren. Mit Vorliegen der Ergebnisse kann in den Einrichtungen z. B. in Arbeitsgruppen ein Vergleich mit dem Qualitätsniveau im aktualisierten Expertenstandard erfolgen und geprüft werden, inwieweit Anpassungen oder themenspezifische Fortbildungen geplant werden müssen.

1.4 Entwicklung eines Indikatorensets

Das methodische Vorgehen des DNQP sieht zukünftig im Rahmen von Aktualisierungen die Entwicklung von Qualitätsindikatoren vor. Mit der Entwicklung von Indikatoren auf der Basis von Expertenstandards und ihrem Einsatz in der Praxis soll der Fokus verstärkt auf die Prozesse innerhalb der Einrichtungen gelenkt werden, die für die Entwicklung der Pflegequalität von ausschlaggebender Bedeutung sind und die zu einer vor Ort nachvollziehbaren Verbesserung der Pflegequalität führen sollen.

Dazu erfolgte auf Grundlage des aktualisierten Expertenstandards eine erste Einschätzung durch die Expertenarbeitsgruppe, welche Aspekte der pflegerischen Dekubitusprophylaxe besonders in den Blick genommen werden sollen. Diese Prioritätensetzung wurde vom wissenschaftlichen Team des DNQP in Zusammenarbeit mit dem Team von der Charité Universitätsmedizin Berlin zu einem vorläufigen Indikatorenset zusammengestellt.

Im Rahmen eines Praxisprojektes mit 30 Einrichtungen werden von Juni bis Dezember 2017 Erkenntnisse zum Umgang mit dem aktualisierten Wissen zur Dekubitusprophylaxe sowie der Nutzung von Qualitätsindikatoren zur Dekubitusprophylaxe auf der Grundlage des Expertenstandards gewonnen. Nach Auswertung des Projektes sollen die Erkenntnisse sowie das Indikatorenset der Fachöffentlichkeit im Rahmen des nächsten DNQP-Workshops und einer anschließenden Veröffentlichung zur Verfügung gestellt werden.

2 Der Expertenstandard Dekubitusprophylaxe in der Pflege, 2. Aktualisierung 2017

Jan Kottner, Katrin Balzer, Gonda Bauernfeind, Lena Dorin, Michael Duwe, Johanna Feuchtinger, Katharina Krieger, Kathrin Rickert, Anna-Barbara Schlüer, Marlene Sedlmayr, Thomas Skiba, Bettina Spahr, Hubert Wachs, Marco Wittebrock

2.1 Expertenarbeitsgruppe „Dekubitusprophylaxe in der Pflege", 2. Aktualisierung 2017

Wissenschaftliche Leitung:	Jan Kottner, Berlin
Moderation:	Andreas Büscher, Osnabrück
	Petra Blumenberg, Osnabrück
Literaturanalyse:	Elisabeth Hahnel, Berlin
	Andrea Lichterfeld-Kottner, Berlin
Externe Fachberatung:	Kathrin Rickert, Berlin
Patientenvertreterin:	Lena Dorin, Bonn

Expertinnen und Experten*:

Katrin Balzer

Prof. Dr., Gesundheits- und Krankenpflegerin, Professorin an der Universität zu Lübeck, Institut für Sozialmedizin und Epidemiologie, Promotion zum Thema Dekubitusrisikoeinschätzung, Mitarbeit im Fachausschuss Pflege der Krankenhausgesellschaft Schleswig-Holstein (Qualitätsindikator Dekubitus), stellvertretende Vorsitzende der Leitlinien-Gruppe der EPUAP, Planung und Begleitung der Implementierung des Expertenstandards, zahlreiche Veröffentlichungen und Vorträge zum Thema.

Gonda Bauernfeind

Gesundheits- und Krankenpflegerin, Pflegedienstleitung eines ambulanten Pflegedienstes, zertifizierte Wundmanagerin § 64 Abs.3 ÖGuKG, zertifizierte Wundtherapeutin WTcert® DGFW (Pflege), DGFW-Beirat, Veröffentlichungen und Vorträge zum Thema, Pflegesachverständige.

Michael Duwe

Altenpfleger, Qualitätsbeauftragter eines Münchner Seniorenzentrums, langjährige Erfahrungen in der stationären Altenpflege und der ambulanten Pflege, Erfahrungen in der Umsetzung von Expertenstandards.

Johanna Feuchtinger

Dr., Gesundheits- und Krankenpflegerin, Leiterin des Bereichs Qualität und Entwicklung in der Pflege am Universitätsklinikum Freiburg, Promotion zum Thema Dekubitus, zahlreiche Veröffentlichungen und Vorträge zum Thema.

* Erklärungen zu möglichen Interessenskonflikten der Mitglieder der Expertenarbeitsgruppe liegen dem DNQP vor. Bei den beteiligten Expertinnen und Experten lagen zum Zeitpunkt der Aktualisierung des Expertenstandards keine Interessenkonflikte vor, die einer Mitwirkung in der Expertenarbeitsgruppe entgegenstanden.

Jan Kottner

Priv.-Doz. Dr., Gesundheits- und Krankenpfleger, Diplom-Pflegepädagoge, Wissenschaftlicher Leiter Klinische Forschung des Clinical Research Center for Hair and Skin Science an der Klinik für Dermatologie, Venerologie und Allergologie der Charité-Universitätsmedizin Berlin, Vorsitzender der Leitlinien-Gruppe der EPUAP, zahlreiche Forschungsprojekte, Veröffentlichungen und Vorträge zum Thema.

Katharina Krieger

M.A., Gesundheits- und Kinderkrankenpflegerin, stellvertretende Pflegedirektorin; Beauftragte für Qualitätsmanagement und Qualitätssicherung im Christlichen Kinderhospital Osnabrück, Implementierung und Umsetzungsbegleitung von Expertenstandards, Verantwortlich für die externe Qualitätssicherung Dekubitus, Koordinierung von internen Fort- und Weiterbildung zur Dekubitusprophylaxe, Mitglied im Berufsverband Kinderkrankenpflege e.V. (BeKD e.V.).

Anna-Barbara Schlüer

Dr., Pflegeexpertin APN für pädiatrische Haut- und Wundpflege, Leitung Klinische Pflegewissenschaft am Universitätskinderspital Zürich (CH), Masterthesis und Promotion zum Thema Dekubitus bei Kindern, Dozentin an der Fachhochschule St. Gallen (CH) und Zürcher Hochschule für angewandte Wissenschaften, Winterthur (CH), zahlreiche Veröffentlichungen zum Thema, Vizepärsidentin der International Society for Pediatric Woundcare (ISPeW), Vorstandsmitglied der Schweizerischen Gesellschaft für Wundbehandlung (SafW)

Marlene Sedlmayr

Gesundheits- und Krankenschwester, Leitung der Hochinfektionsbehandlungseinheit am Städtischen Krankenhaus München Schwabing, zentrale Dekubitusbeauftragte im Haus mit Verantwortung für die interne Fort- und Weiterbildung der Dekubitusbeauftragten und für die Umsetzung des Expertenstandards, zuständig für die externe Qualitätssicherung Dekubitus, Durchführung von Hilfsmittelvisiten.

Thomas Skiba

Gesundheits- und Krankenpfleger, Mitarbeiter im Klinischen Qualitäts- und Risikomanagement der Charité-Universitätsmedizin Berlin, Pflegefachberater für Lagerung und Therapiesysteme, Lehrer für kinästhetische Mobilisation und Rehabilitation, Durchführung von Audits zur Umsetzung des Expertenstandards in der Charité.

Bettina Spahr

M.A., tätig in der Schule für Pflegeberufe sowie im Qualitätsmanagement der Kliniken Ludwigsburg-Bietigheim gGmbH, dort maßgeblich beteiligt an der Implementierung aller Expertenstandards und der Durchführung von Audits.

Hubert Wachs

Gesundheits- und Krankenpfleger, Pflegetherapeut chronische Wunden (ICW), Mitglied der Pflegedirektion und Leiter des Wundmanagements am Bethanienkrankenhaus Moers, Durchführung von interdisziplinären und interprofessionellen "Wundstammtischen" in der Region, Mitglied der Initiative Chronische Wunden (ICW), Organisation von Wundsymposien.

Marco Wittebrock

B.A. Gesundheits- und Pflegemanager, Gesundheits- und Krankenpfleger, Fachbereichsleiter ambulante Pflege der Caritas Sozialstationen Ruhr gGmbH in Essen, mehrjährige Berufserfahrung in der ambulanten Pflege, Erfahrungen im Projektmanagement.

Literaturanalyse

Elisabeth Hahnel

MPH, Gesundheits- und Krankenpflegerin, Wissenschaftliche Mitarbeiterin am Clinical Research Center for Hair and Skin Science an der Klinik für Dermatologie, Venerologie und Allergologie der Charité-Universitätsmedizin Berlin.

Andrea Lichterfeld-Kottner

Diplom-Medizinpädagogin, Medizinische Fachangestellte, Wissenschaftliche Mitarbeiterin am Clinical Research Center for Hair and Skin Science an der Klinik für Dermatologie, Venerologie und Allergologie der Charité-Universitätsmedizin Berlin.

Externe Fachberatung

Kathrin Rickert

B.A., wissenschaftliche Mitarbeiterin am Institut für Qualität und Transparenz im Gesundheitswesen (IQTIG), Leiterin der Fachgruppe Pflege/Dekubitusprophylaxe beim IQTIG.

Patientenvertreterin

Lena Dorin

Dr., M.Sc. Public Health, Referentin für Gesundheits- und Pflegepolitik bei der Bundesarbeitsgemeinschaft der Seniorenorganisationen (BAGSO).

2.2 Präambel zum Expertenstandard Dekubitusprophylaxe in der Pflege, 2. Aktualisierung 2017

Definition

Die effektive Prävention von Dekubitus[1] ist eine Kernaufgabe in der Pflege. Dekubitus gehen für die Betroffenen mit schwerwiegenden Einschränkungen der Gesundheit und der Lebensqualität einher, weshalb ihrer Entstehung entschieden vorgebeugt werden muss. In der Literaturübersicht zum Expertenstandard werden Dekubitus in Anlehnung an die internationale Definition der NPUAP/EPUAP/PPPIA[2] (2014) wie folgt definiert: „Ein Dekubitus ist eine lokal begrenzte Schädigung der Haut und/oder des darunter liegenden Gewebes, typischerweise über knöchernen Vorsprüngen, infolge von Druck oder Druck in Verbindung mit Scherkräften. Es gibt eine Reihe weiterer Faktoren, welche tatsächlich oder mutmaßlich mit Dekubitus assoziiert sind, deren Bedeutung aber noch zu klären ist".

Anwender und Zielgruppe des Expertenstandards

Menschen mit einem Risiko für eine Dekubitusentstehung sind in allen Einrichtungen des Gesundheitswesens und in der Häuslichkeit zu finden. Der Expertenstandard richtet sich an Pflegefachkräfte[3] in Einrichtungen der ambulanten Pflege, der stationären Altenhilfe und der stationären Gesundheitsversorgung. In diesem Standard wurde das Begriffspaar „Patient/Bewohner[4]" gewählt, um Zielgruppen in unterschiedlichen Settings gerecht zu werden. Die Zielgruppe des Standards sind Menschen jeder Altersgruppe, die durch gesundheitliche Einschränkungen, Pflegebedürftigkeit und/oder Einschränkungen in ihrer Mobilität ein erhöhtes Risiko für Dekubitus aufweisen. Der Standard bezieht die Angehörigen und andere informelle Pflegekräfte ausdrücklich mit ein, denn sie übernehmen insbesondere in der häuslichen Versorgung eine wichtige Rolle im Rahmen einer wirksamen Dekubitusprophylaxe. Neugeborene, Säuglinge und Kinder weisen im Unterschied zu Erwachsenen teilweise andere Risikofaktoren auf. Physiologisch aufgrund der Unreife der Haut bei Neugeborenen, aber auch aufgrund der Abhängigkeit von Bezugspersonen in den ersten Lebensjahren, sind Säuglinge und Kleinkinder besonders gefährdet, weil sie Druck nicht als solchen lokal wahrnehmen und sich entsprechend nicht gezielt äußern können. Weiter stellen medizinische Hilfsmittel oder Geräte, welche von außen auf die Haut Druck ausüben, ein Dekubitusrisiko dar und sind insbesondere für Kinder aller Altersstufen das größte Risiko für eine Dekubitusentstehung.

Zielsetzung

Der Expertenstandard basiert auf einer umfassenden Literaturübersicht nationaler und internationaler Fachliteratur, der Expertise der Mitglieder der Expertenarbeitsgruppe sowie Rückmeldungen aus der Praxis zu Erfahrungen bei der Umsetzung des Expertenstandards. Auf der Grundlage der aktualisierten Literaturstudie stehen Interventionen im Vordergrund, die zu einer Druckentlastung und Druckverteilung beitragen. Wie in der Vorgängerversion wird der Bewegungsförderung auch in dem aktualisierten Expertenstandard ein zentraler Stellenwert beigemessen.

---

[1] Der Plural von Dekubitus ist ebenfalls Dekubitūs, gesprochen mit einem langem ū am Ende.

[2] National Pressure Ulcer Advisory Panel, European Pressure Ulcer Advisory Panel und Pan Pacific Pressure Injury Alliance. Prevention and Treatment of Pressure Ulcers: Quick Reference Guide. Emily Haesler (Hrsg.). Cambridge Media: Osborne Park, Western Australia; 2014. Deutsche Übersetzung unter: http://www.epuap.org/wp-content/uploads/2016/10/german_quick-reference-guide.pdf

[3] Im Standard werden unter dem Begriff „Pflegefachkraft" die Mitglieder der verschiedenen Pflegeberufe (Altenpflegerinnen, Gesundheits- und Krankenpflegerinnen, Gesundheits- und Kinderkrankenpflegerinnen) angesprochen. Darüber hinaus werden auch diejenigen Fachkräfte im Pflegedienst angesprochen, die über eine Hochschulqualifikation in einem pflegebezogenen Studiengang verfügen.

[4] Zur sprachlichen Vereinfachung und damit zur verbesserten Lesbarkeit wird im Text lediglich die männliche Geschlechtsform verwendet, wenn beide Geschlechter gemeint sind.

Übergreifende Zielsetzung des Expertenstandards (siehe auch Ergebniskriterium 6) ist die Verhinderung eines Dekubitus. Dies ist in der Auffassung begründet, dass der Entstehung eines Dekubitus durch pflegefachliches Handeln weitestgehend entgegengewirkt werden kann. Dennoch ist zu konstatieren, dass dieses Ziel möglicherweise nicht bei allen Patienten/Bewohnern erreichbar ist. Einschränkungen können für Personen bestehen, bei denen die gesundheitliche Situation gegen eine konsequente Anwendung der erforderlichen prophylaktischen Maßnahmen spricht (z. B. bei lebensbedrohlichen Zuständen) oder eine andere Prioritätensetzung erfordert (z. B. Menschen in der Terminalphase ihres Lebens). Selbstverständlich beinhalten die Autonomie und die Selbstbestimmtheit der Betroffenen auch die Möglichkeit, dass diese sich aufgrund individueller Präferenzen gegen bestimmte prophylaktische Maßnahmen entscheiden können. Grundsätzlich entbindet das Vorliegen genannter Umstände die Pflegenden und Behandelnden jedoch nicht von der Verantwortung, das Dekubitusrisiko einzuschätzen, die Betroffenen bzw. deren gesetzlichen Vertreter darüber und über geeignete prophylaktische Maßnahmen zu informieren und gemeinsam mit ihnen eine Entscheidung über individuell und situativ passende Maßnahmen zu treffen. Daher bedeutet das Vorliegen genannter Umstände nicht zwangsläufig die Unvermeidbarkeit von Dekubitus.

Voraussetzungen für die Anwendung des Expertenstandards

Der vorliegende Expertenstandard beschreibt den originären Beitrag der Pflege zur Dekubitusprophylaxe. Die Versorgung der Patienten/Bewohner findet jedoch berufsgruppen- und sektorenübergreifend unter Beteiligung von Angehörigen und Hilfskräften statt. Maßnahmen zur Vermeidung eines Dekubitus sollten daher in enger Zusammenarbeit mit allen beteiligten Akteuren einschließlich des Patienten/Bewohners selbst erfolgen. Die Delegation von Aufgaben der Pflegefachkraft an Pflegehilfskräfte ist je nach organisatorischen Rahmenbedingungen möglich. Der Einsatz von Technik und Hilfsmitteln bietet eine sinnvolle Unterstützung, ersetzt aber nicht die notwendige Förderung, Anleitung und Unterstützung bei der körpereigenen Bewegung des Patienten/Bewohners.

Die Implementierung des Standards ist eine Leitungs- und eine gesamtbetriebliche Aufgabe. Es bedarf der gemeinsamen Anstrengung der Einrichtungs- oder Krankenhausleitung, des Pflegemanagements, der beteiligten Pflegefachkräfte und gegebenenfalls weiterer Gesundheitsberufe. Betriebsleitung und Pflegemanagement tragen Verantwortung für die Bereitstellung einer Verfahrensregelung, von materiellen und personellen Ressourcen und für den Erwerb von Wissen und Kompetenzen. Pflegefachkräfte tragen Verantwortung für den Erwerb von Wissen, Kompetenzen und die Umsetzung geeigneter Maßnahmen in der täglichen Pflegepraxis.

Stand: April 2017

2.3 Expertenstandard Dekubitusprophylaxe in der Pflege, 2. Aktualisierung 2017

Zielsetzung: **Jeder dekubitusgefährdete Patient/Bewohner erhält eine Prophylaxe, die die Entstehung eines Dekubitus verhindert.**

Begründung: Ein Dekubitus gehört zu den gravierenden Gesundheitsproblemen pflegebedürftiger Patienten/Bewohner. Das vorhandene Wissen zeigt, dass das Auftreten eines Dekubitus weitgehend verhindert werden kann. Ausnahmen können in pflegerisch oder medizinisch notwendigen Prioritätensetzungen, im Gesundheitszustand oder in der selbstbestimmten, informierten Entscheidung des Patienten/Bewohners begründet sein. Von herausragender Bedeutung für eine erfolgreiche Prophylaxe ist, dass das Pflegefachpersonal die systematische Risikoeinschätzung, Information, Schulung und Beratung von Patient/Bewohner und gegebenenfalls seinen Angehörigen, Bewegungsförderung, Druckentlastung und -verteilung sowie die Kontinuität und Evaluation prophylaktischer Maßnahmen gewährleistet.

Strukturkriterien	Prozesskriterien	Ergebniskriterien
S1 **Die Pflegefachkraft** verfügt über aktuelles Wissen zur Dekubitusentstehung sowie über die Kompetenz, das Dekubitusrisiko einzuschätzen.	**P1** **Die Pflegefachkraft** schätzt unmittelbar zu Beginn des pflegerischen Auftrags systematisch das Dekubitusrisiko aller Patienten/Bewohner ein. Diese Einschätzung beinhaltet ein initiales Screening sowie eine differenzierte Beurteilung des Dekubitusrisikos, wenn eine Gefährdung im Screening nicht ausgeschlossen werden kann. **Die Pflegefachkraft** wiederholt die Einschätzung in individuell festzulegenden Abständen sowie unverzüglich bei Veränderungen der Mobilität oder externer Einflussfaktoren, die zu einer erhöhten und/oder verlängerten Einwirkung von Druck und/oder Scherkräften führen können.	**E1** Eine aktuelle, systematische Einschätzung des individuellen Dekubitusrisikos liegt vor.
S2a **Die Pflegefachkraft** verfügt über die Planungs- und Steuerungskompetenz zur Dekubitusprophylaxe. **S2b** **Die Einrichtung** verfügt über eine Verfahrensregelung zur Dekubitusprophylaxe.	**P2** **Die Pflegefachkraft** plant individuell mit dem dekubitusgefährdeten Patienten/Bewohner und gegebenenfalls seinen Angehörigen Maßnahmen zur Dekubitusprophylaxe und informiert die an der Versorgung Beteiligten über das Dekubitusrisiko und die Notwendigkeit der kontinuierlichen Fortführung von Interventionen.	**E2** Die Dekubitusgefährdung und die notwendigen Maßnahmen sind allen an der Versorgung des Patienten/Bewohners Beteiligten bekannt und werden kontinuierlich fortgeführt.
S3a **Die Pflegefachkraft** verfügt über Fähigkeiten zur Information, Schulung und Beratung des Patienten/Bewohners und gegebenenfalls seiner Angehörigen zur Förderung der Bewegung des Patienten/Bewohners, zur Hautbeobachtung, zu druckentlastenden Maßnahmen und zum Umgang mit druckverteilenden und -entlastenden Hilfsmitteln. **S3b** **Die Einrichtung** stellt das erforderliche Informations- und Schulungsmaterial zur Verfügung.	**P3** **Die Pflegefachkraft** erläutert dem Patienten/Bewohner und gegebenenfalls seinen Angehörigen die Dekubitusgefährdung und die Durchführung von prophylaktischen Maßnahmen und deren Evaluation.	**E3** Der Patient/Bewohner und gegebenenfalls seine Angehörigen kennen die Dekubitusgefahr sowie die geplanten Maßnahmen und wirken auf der Basis ihrer Möglichkeiten an deren Umsetzung mit.
S4 **Die Pflegefachkraft** verfügt über Wissen zu druckentlastenden und die Eigenbewegung fördernden Maßnahmen und beherrscht haut- und gewebeschonende Bewegungs-, Positionierungs- und Transfertechniken.	**P4** **Die Pflegefachkraft** fördert soweit wie möglich die Eigenbewegung des Patienten/Bewohners. Sind Eigenbewegungen nicht oder nicht ausreichend möglich, gewährleistet die Pflegefachkraft auf Basis einer individuellen Bewegungsförderungsplanung sofortige Druckentlastung durch die haut- und gewebeschonende Bewegung des Patienten/Bewohners und die vollständige Druckentlastung (Freilage) gefährdeter Körperstellen.	**E4** Die Eigenbewegung des Patienten/Bewohners ist gefördert und gefährdete Körperstellen sind entlastet.
S5a **Die Pflegefachkraft** verfügt über die Kompetenz, die Notwendigkeit und die Eignung druckverteilender und -entlastender Hilfsmittel zu beurteilen und diese zielgerichtet einzusetzen. **S5b** **Die Einrichtung** stellt sicher, dass dem Risiko des Patienten/Bewohners entsprechende Wechseldruck- und Weichlagerungssysteme unverzüglich zugänglich sind.	**P5** **Die Pflegefachkraft** wendet zusätzlich zu druckentlastenden Maßnahmen geeignete druckverteilende und -entlastende Hilfsmittel an, wenn der Zustand des Patienten/Bewohners eine ausreichende Bewegungsförderung nicht zulässt.	**E5** Der Patient/Bewohner befindet sich unverzüglich auf einem für ihn geeigneten druckverteilenden und -entlastenden Hilfsmittel.
S6a **Die Pflegefachkraft** verfügt über die Kompetenz, die Effektivität der prophylaktischen Maßnahmen zu beurteilen. **S6b** **Die Einrichtung** stellt Ressourcen zur Erfassung von Dekubitus sowie zur Bewertung der Dekubitusprophylaxe zur Verfügung.	**P6** **Die Pflegefachkraft** begutachtet den Hautzustand des gefährdeten Patienten/Bewohners in individuell zu bestimmenden Zeitabständen.	**E6a** Der Patient/Bewohner hat keinen Dekubitus. **E6b** In der Einrichtung liegen Zahlen zur Dekubitushäufigkeit sowie zur Wirksamkeit der Dekubitusprophylaxe vor.

2.4 Kommentierung der Standardkriterien

S1 Die Pflegefachkraft verfügt über aktuelles Wissen zur Dekubitusentstehung sowie über die Kompetenz, das Dekubitusrisiko einzuschätzen.

Die Einschätzung des Dekubitusrisikos und die Auswahl prophylaktischer Maßnahmen müssen auf dem aktuellen Stand der wissenschaftlichen Erkenntnisse beruhen; dies entspricht auch den gesetzlichen Anforderungen an die Qualität der Versorgung und das Handeln von Pflegefachkräften. Die Ätiologie und Prophylaxe von Dekubitus sind beständig Thema der Pflegeforschung und der Forschung benachbarter Disziplinen. Aufgrund des sich kontinuierlich erweiternden Erkenntnisstandes ist einmalig erworbenes Wissen, z. B. in der Ausbildung, für eine effektive Dekubitusprophylaxe im Laufe der weiteren Berufsausübung einer Pflegefachkraft nicht ausreichend.

Ätiologie des Dekubitus und Risikofaktoren

Die aktuelle Dekubitusdefinition (s. Kap. 3.1.2) verdeutlicht die zentrale Rolle von Druck- und/oder Scherkrafteinwirkung als kausalen Faktor für die Dekubitusentstehung. Druckschäden treten auf, wenn weiche Gewebe zwischen harten köperinneren (z. B. Knochenvorsprünge) und äußeren (z. B. Sitzfläche) Strukturen über längere Zeit zusammengedrückt werden. Bei der Scherung handelt es sich um parallel zueinander in entgegengesetzte Richtung wirkende Kräfte innerhalb der verformten Gewebe (z. B. Verschiebungen innerhalb der Muskulatur). Davon abzugrenzen ist die Reibung, welche zwischen zwei sich berührenden unterschiedlichen Oberflächen (z. B. Haut vs. Bettlaken) entsteht. Die schädigenden Effekte der Druck- und Scherkrafteinwirkung hängen sowohl von der Zeitdauer als auch der Stärke dieser Einwirkung ab, jedoch ist es nach aktuellem Stand der Forschung nicht möglich, einen gültigen Schwellenwert zu definieren, der zwischen einer noch akzeptablen und einer potenziell schädlichen Dauer und Stärke der Druck- und Scherkrafteinwirkung unterscheidet. Ob eine Person einen Dekubitus entwickelt, hängt nicht nur von Art, Dauer und Stärke der einwirkenden physikalischen Kräfte ab, sondern auch vom Vorliegen weiterer Risikofaktoren (s. Kap. 3.4.4).

Vielzählige personen- (intrinsische) und umgebungs- oder therapiebezogene (extrinsische und iatrogene) Faktoren für die Dekubitusentstehung sind bekannt. Welche Bedeutung die einzelnen Faktoren haben, ist nach vorliegenden wissenschaftlichen Erkenntnissen nicht abschließend geklärt.

Allerdings stellen die folgenden drei Patientenmerkmale die wichtigsten Faktoren für das Dekubitusrisiko dar:

- Beeinträchtigungen der Mobilität,
- Störungen der Durchblutung,
- sowie beeinträchtigter Hautzustand bzw. bereits vorhandener Dekubitus (s. Kap. 3.4.4).

Mobilitätsbeeinträchtigungen können zu einer erhöhten und verlängerten Druck- und/oder Scherkrafteinwirkung führen und sich damit direkt auf das Dekubitusrisiko auswirken. Im Unterschied dazu beeinflussen Durchblutungsstörungen, ob peripher oder zentral, nicht direkt die Einwirkung von Druck- und Scherkräften, sondern schwächen die Gewebetoleranz gegenüber schädigenden Effekten der mechanischen Belastung und erhöhen damit indirekt das Dekubitusrisiko. Unabhängig davon führt eine lokale Ischämie ebenfalls zu Dekubitus, doch die Schädigungen durch direkte Deformation weicher Gewebe sind wesentlich bedeutsamer. Ein beeinträchtigter Hautzustand oder bereits bestehender Dekubitus sind dagegen eher als globale Hinweise für ein vorliegendes Dekubitusrisiko und eine erhöhte Anfälligkeit der Haut für schädigende Effekte zu sehen. Diese Dreiteilung lässt sich als generelles orientierendes Rahmenmodell für die Einschätzung des Dekubitusrisikos verwenden.

Zu beachten ist, dass die meisten Risikofaktoren nicht isoliert auftreten. Beispielsweise können Beeinträchtigungen der Mobilität mit Sensibilitätsstörungen, Kontinenzproblemen, Anwendung von Zu- und Ableitungen oder Mangelernährung einhergehen, die zusätzlich eine erhöhte mechanische Belastung bewirken oder die Gewebetoleranz schwächen. Ähnlich bestehen bei stärkeren Durchblutungsstörungen in der Regel auch Mobilitätsbeeinträchtigungen und/oder Sensibilitätsstörungen, die wiederum die mechanische Belastung verstärken können. Je vielseitiger, komplexer und schwerwiegender vorliegende Gesundheitsprobleme sind, desto größer ist meist auch der Unterstützungsbedarf der Betroffenen in der Selbstpflege. Dieser Unterstützungsbedarf bzw. die Pflegebedürftigkeit deuten ähnlich wie ein vorbestehender Dekubitus allgemein auf ein Dekubitusrisiko hin. Die von 2017 an geltenden „Richtlinien zum Verfahren der Feststellung der Pflegebedürftigkeit sowie zur pflegefachlichen Konkretisierung der Inhalte des Begutachtungsinstruments nach dem elften Gesetzbuch“ schließen über das Modul Mobilität einen wesentlichen Dekubitusrisikofaktor ein. Aber auch weitere Einschätzungsmodule des Begutachtungsinstruments (vorher Neues Begutachtungsassessment/NBA) wie kognitive und kommunikative Fähigkeiten, Verhaltensweisen und psychische Problemlagen oder Selbstversorgung spiegeln direkt oder indirekt Dekubitusrisikofaktoren wider. Dies gilt ähnlich für andere im akutstationären, rehabilitativen oder Langzeitversorgungs-Setting verwendete Verfahren für die Beurteilung alltagsrelevanter körperlicher und psychischer Funktionsfähigkeiten oder des selbstpflegebezogenen Unterstützungsbedarfs, darunter auch das in der stationären und ambulanten Langzeitpflege zunehmend verbreitete Strukturmodell zur Pflegedokumentation.

Risikofaktoren bei Kindern

Grundsätzlich gelten bei Kindern die gleichen Dekubitus-Entstehungsmechanismen und Risikofaktoren wie bei Erwachsenen. In der Literaturstudie (s. Kap. 3.4.4.2) werden basierend auf verschiedenen Leitlinien folgende Faktoren als besonders relevant genannt (im Folgenden gruppiert nach Wirkungsmechanismus und Art des Risikofaktors):

1. Verlängerte und/oder verstärkte Einwirkung von Druck- und Scherkräften :
   - Stark limitierte Mobilität/Eigenmobilität (insbesondere bei Neugeborenen und Säuglingen)
   - Neurologische Erkrankungen und Störungen
   - Intensität und Dauer von Druck auf bestimmte Körperareale
   - Reibung und Scherkräfte (nicht näher spezifiziert)
   - Eingesetzte medizinische Geräte/Zu- und Ableitungen (z. B. Trachealkanülen, Tuben, Sonden)

2. Beeinträchtigung der Gewebetoleranz:
   - Mangelernährung/ernährungsbezogene Faktoren
   - Durchblutung und Sauerstoffversorgung der Haut
   - Hautfeuchtigkeit
   - Hauttoleranz und Auflagenflächen (bezogen auf das Hautmilieu und die Hautreife)

Ähnlich wie bei Erwachsenen ist diese Auswahl an Risikofaktoren nicht als erschöpfend, sondern als Orientierung zu sehen. In der Bewertung des Dekubitusrisikos ist zu prüfen, inwieweit das Kind aktuell einer vermehrten Druck- und Scherkrafteinwirkung ausgesetzt ist und inwieweit zugleich die Funktionsfähigkeiten seiner Haut und der darunterliegenden Gewebe beeinträchtigt ist. Wie in anderen Gruppen pflegebedürftiger Menschen resultiert auch bei Kindern das Dekubitusrisiko in der Regel aus dem Zusammenspiel mehrerer ätiologischer Faktoren und Mechanismen. Eine Besonderheit besteht indes in der sehr hohen Relevanz extrinsischer, therapiebedingter Risikofaktoren (vor allem Zu- und Ableitungen). Diese sind bei Kindern häufiger mit der Dekubitusentstehung assoziiert als bei Erwachsenen und daher in der Risikoeinschätzung explizit zu beachten (s. Kap. 3.4.4.2).

Anforderungen an die pflegefachlichen Kompetenzen

Jede Pflegefachkraft muss in der Lage sein, das Dekubitusrisiko der von ihr betreuten Patienten oder Bewohner systematisch, rechtzeitig und sicher einzuschätzen. Hierfür müssen Pflegefachkräfte über aktuell gültiges Wissen zur Dekubitusentstehung (Pathogenese und Ätiologie) verfügen. Das heißt, sie haben Wissen zu Aufbau und Funktion der Haut und subcutaner Gewebe, Ursachen und Risikofaktoren für die Entstehung von Dekubitus, Anzeichen eines bestehenden Dekubitusrisikos, gefährdete Körperstellen und besonders gefährdete Populationen. Weiterhin müssen sie in der Lage sein, dieses Wissen adäquat in individuellen Pflegesituationen anzuwenden. Das heißt, sie müssen imstande sein, die Notwendigkeit einer Risikoeinschätzung rechtzeitig zu erkennen, die Risikoeinschätzung (inklusive Hautinspektion) sicher und genau vorzunehmen und das Ergebnis zu dokumentieren.

Voraussetzung für die Wahl einer geeigneten Methode für die Dekubitusrisikoeinschätzung ist zudem, dass Pflegefachkräfte die Zuverlässigkeit und Gültigkeit verfügbarer Einschätzungsmethoden und Informationsressourcen beurteilen können. Im Weiteren müssen sie die Relevanz der hierdurch gewonnenen Informationen für die Beurteilung des Risikos und die Auswahl geeigneter, effektiver Präventionsstrategien kritisch reflektieren können. Sollten sie standardisierte Instrumente für die Risikoeinschätzung anwenden, müssen sie beurteilen können, inwieweit das Instrument inhaltlich der von ihnen betreuten Personengruppe genügt, d. h. wichtige, speziell für die betreffende Personengruppe relevante Risikofaktoren abbildet. Ebenso müssen sie in der Anwendung des betreffenden Instrumentes geübt und in der Lage sein, die instrumentell ermittelten Ergebnisse mit den Ergebnissen ihrer nicht-standardisierten Einschätzung des Dekubitusrisikos zu vergleichen und vor diesem Hintergrund zu bewerten.

P1 Die Pflegefachkraft schätzt unmittelbar zu Beginn des pflegerischen Auftrags systematisch das Dekubitusrisiko aller Patienten/Bewohner ein. Diese Einschätzung beinhaltet ein initiales Screening sowie eine differenzierte Beurteilung des Dekubitusrisikos, wenn eine Gefährdung im Screening nicht ausgeschlossen werden kann.

Die Pflegefachkraft wiederholt die Einschätzung in individuell festzulegenden Abständen sowie unverzüglich bei Veränderungen der Mobilität oder externer Einflussfaktoren, die zu einer erhöhten und/oder verlängerten Einwirkung von Druck und/oder Scherkräften führen können.

Allgemeines zur Risikoeinschätzung

Die Risikoeinschätzung umfasst je nach Bedarf ein oder zwei Stufen: ein initiales Screening bei allen Patienten/Bewohnern zu Beginn eines pflegerischen Auftrages sowie eine differenzierte Risikoeinschätzung bei Patienten oder Bewohnern, bei denen im Screening ein Dekubitusrisiko nicht ausgeschlossen werden kann. Als Beginn eines pflegerischen Auftrags wird hierbei der Beginn eines individuellen Pflegeprozesses verstanden, wenn Betroffene neu auf eine Station oder in einen Wohnbereich aufgenommen werden oder ein pflegerischer Versorgungsauftrag (ambulante Versorgung) beginnt.

Sowohl das initiale Screening zur Überprüfung eines Risikoausschlusses als auch die ggf. erforderliche differenzierte Risikoeinschätzung erfolgen mittels klinischer Einschätzung durch die Pflegefachkraft. Klinische Einschätzung bedeutet, dass die Pflegefachkraft prüft, inwieweit Dekubitusrisikofaktoren vorliegen. Sie bewertet das Risiko anhand der identifizierten Risikofaktoren und unter Berücksichtigung des gesamten Gesundheitszustandes des Patienten/Bewohners. Die klinische Einschätzung erfordert, dass sich die Pflegefachkraft auf der Basis ihres Fachwissens (s. Kommentierung zu S1) ein genaues Bild von den gesundheitlichen Einschränkungen und Ressourcen der Patienten/Bewohner im Hinblick auf das Dekubitusrisiko macht. Diese Einschätzung erfolgt auf der Grundlage der pflegerischen Beobachtung bzw. Informationssammlung. Das initiale Screening und die differenzierte Risikoeinschätzung unterscheiden sich dabei in Art und Umfang der pflegerischen Beobachtung und sonstigen Informationssammlung. Das Screening schließt mindestens eine erste Bewertung (i) der aktuellen bzw. bevorstehenden Druck- und Scherkrafteinwirkung sowie (ii) des Hautzustands (Dekubitusanamnese) ein, während die differenzierte Risikoeinschätzung eine umfassendere Berücksichtigung weiterer individueller Risikofaktoren mit einschließt (s. S. 25 und Kap.3.4.4.1).

Einschätzung der Einwirkung von Druck und Scherkräften

Aufgrund der zentralen Bedeutung von Druck und Scherkräften bei der Entstehung von Dekubitus sind Faktoren, die eine verlängerte und/oder erhöhte mechanische Belastung verursachen, sowohl beim initialen Screening als auch bei der differenzierten Risikoeinschätzung zu berücksichtigen. Hierzu gehören insbesondere Einschränkungen in der Mobilität sowie extrinsische bzw. medizinisch-pflegerisch bedingte Einflüsse. Tabelle 1 gibt einen orientierenden Überblick über die Definition dieser Faktoren und beispielhafte Beobachtungskriterien. Für die Einschätzung der Mobilität finden sich im Expertenstandard „Erhaltung und Förderung der Mobilität in der Pflege" (DNQP 2014, S. 20) nähere, auf einer systematischen Recherche und Bewertung von Forschungsliteratur basierende Ausführungen zu relevanten Beobachtungskriterien und -instrumenten. Auch ist zu beachten, dass für die Auswahl angemessener Präventionsmaßnahmen nicht nur die Fähigkeiten zur Positionsveränderung, sondern auch die Fähigkeit zum Aufrechterhalten einer bestimmten (druckentlastenden) Position relevant sind (s. Kommentierung der Standardebenen S4 und P4). Werden in einer Einrichtung routinehaft standardisierte pflegerische Assessmentverfahren oder ärztliche, physiotherapeutische oder interdisziplinäre Assessmentverfahren (z. B. basierend auf der Internationalen Klassifikation der Funktionsfähigkeit, Behinderung und Gesundheit, ICF) verwendet, die Hinweise zum Mobilitätsstatus geben, sollten diese Informationen in die klinische Einschätzung einfließen. Grundsätzlich gilt allerdings, dass weder eine schematische Prüfung der in Tabelle 1 genannten Kriterien noch anderweitige standardisierte Einschätzungen der Mobilität einer klinischen Einschätzung entsprechen, sondern allenfalls Teil einer solchen sein können.

Ursachen für erhöhte und/oder verlängerte Einwirkung von Druck und/oder Scherkräften	
Einschränkungen der Mobilität	**Definition:** Mobilität bezieht sich auf die „Eigenbewegung des Menschen mit dem Ziel, sich fortzubewegen oder eine Lageveränderung des Körpers vorzunehmen" (DNQP 2014, S. 20) und schließt die Fähigkeit zur Kontrolle einer Körperposition ein. Einschränkungen (Auswahl) (s. auch Kommentierung P4): • Beeinträchtigte Fähigkeit, selbstständig kleine Positionsveränderungen im Liegen oder Sitzen vorzunehmen • Kaum oder keine Kontrolle über (druckentlastende) Körperpositionen im Sitzen oder Liegen • Beeinträchtigte Fähigkeit zum selbstständigen Transfer, z. B. vom Bett auf einen Stuhl (oder umgekehrt) oder von einer sitzenden in eine stehende Position (oder umgekehrt) Das **Assessment** bestehender Einschränkungen der Mobilität sollte für die differenzierte Beurteilung des Dekubitusrisikos und die Ableitung individuell erforderlicher Präventionsmaßnahmen folgende Bedingungs- und Einflussfaktoren berücksichtigen: • Status der Mobilität vor Beginn des aktuellen Pflegeprozesses • individuelle körperliche, kognitive und psychische Beeinträchtigungen und Ressourcen • Faktoren der sozialen und materiellen Umgebung (z. B. Angehörige, Hilfsmittel, räumliche Barrieren) • therapeutische Einflussfaktoren (z. B. die Mobilität beeinträchtigende Medikation) (s. DNQP 2014).
Extrinsisch bzw. iatrogen bedingte Einflussfaktoren (Auswahl)	• Auf die Körperoberfläche eindrückende Katheter, Sonden oder im Bett/auf dem Stuhl befindliche Gegenstände (z. B. Fernbedienung) bzw. Hilfsmittel (z. B. Hörgerät) • Nasale und endotracheale Tuben • Zu fest oder schlecht sitzende Schienen oder Verbände, Bein- oder Armprothesen • Unzureichend druckverteilende Hilfsmittel für die Positionierung • Länger dauernde Operationen

Tabelle 1: Ursachen für erhöhte und/oder verlängerte Einwirkung von Druck- und/oder Scherkräften

Hautinspektion als Teil der Risikoeinschätzung

Die Hautinspektion durch die Pflegefachkraft zielt darauf, bestehende Haut- und Gewebeveränderungen und Schäden zu erkennen und zu beurteilen. Patienten/Bewohner, die einen Dekubitus aufweisen, sind als dekubitusgefährdet einzustufen. Darin inbegriffen ist das Vorliegen eines Dekubitus Kategorie 1, da dieser das Risiko des Auftretens eines Dekubitus höherer Kategorie und damit die Notwendigkeit der unverzüglichen Druckentlastung signalisiert. Hinweise auf die erforderlichen Kompetenzen und zum Vorgehen bei der Beurteilung von Dekubitus finden sich in der Kommentierung zu den Standardaussagen S6 und P6.

Inwieweit andere Hautveränderungen oder Läsionen, z. B. sehr trockene Haut, das Dekubitusrisiko erhöhen, ist derzeit unzureichend erforscht (s. Kap. 3.4.1). Schwierig ist die diagnostische Abgrenzung lokaler oberflächlicher Hautschäden, z. B. infolge von Inkontinenz, gegenüber Dekubitus der Kategorien 1 und 2 (s. Kommentierung zu P6). Zudem ist häufig ein Ko-Auftreten von Inkontinenz und Dekubitusrisiko bzw. Dekubitus zu beobachten. Wenngleich die kausale Rolle von Inkontinenz und anderen Hautschäden bzw. schädigenden Hautexpositionen bei der Entstehung von Dekubitus unklar ist (s. Kap. 3.4.4), muss bei der Identifizierung von Hautschäden oder schädigenden Einflüssen, insbesondere an den dekubitusgefährdeten Körperstellen, von einer erhöhten Dekubitusanfälligkeit ausgegangen werden. Eine differenzierte Beurteilung des Dekubitusrisikos sowie vorhandener Läsionen ist daher einzuleiten (s. Kommentierung zu P6).

Screening zum initialen Ausschluss eines Dekubitusrisikos

Bei der initialen Beurteilung überprüft die Pflegefachkraft durch erste Beobachtung bzw. auf der Grundlage eigen- oder fremdanamnestischer Angaben, ob ein Verdacht auf ein Dekubitusrisiko besteht. Im Mittelpunkt stehen hierbei Hinweise auf eine erhöhte und/oder verlängerte Einwirkung von Druck- und/oder Scherkräften und/oder einen aktuell vorliegenden oder abgeheilten Dekubitus. Für diese Einschätzung sollten Informationen genutzt werden, die bereits verfügbar sind bzw. unkompliziert erhoben werden können. Beispielsweise sollten vorliegende, aktuell gültige Informationen zur Mobilität und/oder zum bestehenden pflegerischen Unterstützungsbedarf (z. B. Pflegestufe/Grad der Pflegebedürftigkeit) und zum Hautzustand (Überleitungsbögen, Entlassungsbriefe, Angehörigeninformationen) herangezogen werden. Das Screening erfordert noch keine vollständige Inspektion des Hautzustands.

Kann nach den vorliegenden Informationen zuverlässig jeglicher Verdacht auf ein Dekubitusrisiko ausgeschlossen werden, ist keine weitere Risikoeinschätzung erforderlich. Das heißt, für diese Betroffenen ist die Risikoeinschätzung vorerst abgeschlossen. Eine neuerliche Einschätzung wird erst erforderlich, wenn sich im Pflegeprozess Hinweise auf eine vermehrte Druck- und Scherkrafteinwirkung oder eine Verschlechterung des Hautzustands ergeben (s. unten Kommentierung der Einschätzungsintervalle).

Kann dagegen auf der Screeningstufe nicht ausgeschlossen werden, dass ein Dekubitusrisiko besteht, ist eine differenzierte Risikoeinschätzung erforderlich. In Versorgungssettings, in denen davon auszugehen ist, dass alle oder bestimmte neu aufgenommene Patienten/Bewohner grundsätzlich aufgrund ihres Gesundheitszustandes ein Dekubitusrisiko aufweisen, z. B. in der Neonatologie, Intensivpflege oder geriatrischen Pflege, kann für diese Betroffenen bei der Aufnahme regelhaft ein Dekubitusrisiko angenommen werden. Das heißt, bei diesen Betroffenen ist die Voraussetzung für eine differenzierte Risikoeinschätzung unmittelbar gegeben, ohne dass zunächst explizit ein Screening zu erfolgen hat.

Differenzierte Risikoeinschätzung

Ebenso wie das initiale Screening erfolgt die differenzierte Risikoeinschätzung mittels klinischer Einschätzung. Im Unterschied zum Screening erfordert sie jedoch eine umfassende und vertiefte Beurteilung vorliegender Risikofaktoren. Das heißt, es ist zu überprüfen, inwieweit und mit welcher Schwere patienten-/bewohnerindividuelle Faktoren vorliegen, die zu einer vermehrten Druck- und Scherkrafteinwirkung und/oder einer Schwächung der Gewebetoleranz beitragen.

Basierend auf einer Zusammenfassung aktueller Leitlinienempfehlungen und einer Evidenzsynthese werden in der Literaturstudie folgende häufig vorkommenden und relevanten Risikofaktoren genannt (s. Kap. 3.4.4):

- Mobilitätsbeeinträchtigungen/Immobilität
- Beeinträchtigter Hautzustand/vorliegender Dekubitus
- Durchblutungsstörungen
- Verminderte sensorische Wahrnehmung

- Diabetes mellitus
- Allgemeiner Gesundheitszustand/Begleiterkrankungen
- Beeinträchtigter Ernährungszustand
- Erhöhte Hautfeuchtigkeit

Diese Auflistung ist als Orientierung zu verstehen. Das Vorkommen und die Bedeutung von Risikofaktoren variieren je nach Patienten-/Bewohnergruppe. Auch sind Überschneidungen in der Ätiologie und den klinischen Konsequenzen einzelner Risikofaktoren möglich. Um angemessene Präventionsmaßnahmen einzuleiten, ist ein individuelles Risikoprofil zu ermitteln. Hierfür ist ein Assessment erforderlich, das über eine einfache Ja/Nein-oder anderweitige Punkte-Bewertung der einzelnen Faktoren hinausgeht. Vielmehr sollten evidenzbasierte Empfehlungen für das pflegerische Assessment relevanter Faktoren (z. B. Mobilität, Schmerzen, Ernährung, Kontinenzprobleme, chronische Wunden) angewandt werden, ebenso sollten von anderen Berufsgruppen erhobene diagnostische Befunde, etwa zu Erkrankungen, zur Mobilität oder zum Hautzustand, einbezogen werden. Darüber hinaus sind gezielt subjektive Angaben der Betroffenen zu erheben (z. B. Schmerzen, selbst wahrgenommene Druckeinwirkung an gefährdeten Stellen) und eine Hautinspektion durchzuführen.

Vor dem Hintergrund der identifizierten Risikofaktoren bewertet die Pflegefachkraft schließlich das Dekubitusrisiko. Werden Assessmentinstrumente als diagnostisches Hilfsmittel genutzt, sind deren Ergebnisse bei der klinischen Einschätzung im Lichte des gesamten Gesundheitszustandes sowie zusammen mit den Ergebnissen der Hautinspektion zu beurteilen. Die Erhebung redundanter Informationen ist zu vermeiden.

Im Ergebnis der differenzierten Beurteilung des Dekubitusrisikos ist zu entscheiden, ob ein Patient oder Bewohner dekubitusgefährdet ist oder nicht. Aus den verfügbaren wissenschaftlichen Erkenntnissen lässt sich keine valide und reliabel zu bestimmende Unterteilung in verschiedene Risikostufen ableiten (s. Kap. 3.4.4.7). Das Ausmaß der Gefährdung ergibt sich vor allem aus der Art und Schwere der vorliegenden Risikofaktoren. Dieses individuelle Risikoprofil sollte auch die Auswahl der präventiven Maßnahmen bestimmen.

Assessmentinstrumente

Die Anwendung eines spezifischen standardisierten Assessmentinstruments für die Erfassung des Dekubitusrisikos wird sowohl bei Kindern als auch bei Erwachsenen nicht empfohlen, da vorliegende wissenschaftliche Erkenntnisse keine Belege für patienten-/bewohner-relevante Vorteile durch die Anwendung eines solchen Instrumentes für die Dekubitusrisikoeinschätzung enthalten (s. Kap. 3.4.4.7 und 3.4.4.8). Wird ein Assessmentinstrument zur Unterstützung der Dekubitusrisikoeinschätzung genutzt, ist darauf zu achten, dass die erfassten Risikofaktoren auch den in der jeweiligen Patienten- oder Bewohnerpopulation vorherrschenden, das Risiko begründenden Einschränkungen entsprechen und das Instrument ausschließlich als unterstützende Informationsquelle für die klinische Einschätzung der Pflegefachkraft zu betrachten ist und diese Einschätzung nicht ersetzt.

Auf der Basis der vorliegenden wissenschaftlichen Erkenntnisse kann keine Rangfolge der über 30 in der Literatur beschriebenen Risikoskalen erstellt werden (s. Kap. 3.4.4.7). Ebenso kann kein zu favorisierender Schwellenwert pro Skala benannt werden, da der optimale Schwellenwert in Abhängigkeit vom Dekubitusrisiko der Zielpopulation variiert. Zudem fehlt es an wissenschaftlichen Belegen für die klinische Effektivität der Koppelung prophylaktischer Interventionen an einen bestimmten Skalenwert.

Einschätzungsintervalle

Zu den Zeitpunkten und zur Häufigkeit der Dekubitusrisikoeinschätzung finden sich keine wissenschaftlichen Belege zugunsten oder zuungunsten bestimmter Strategien. Nachfolgende Aussagen stützen sich daher vorrangig auf das Wissen und die Erfahrungen der Expertenarbeitsgruppe und die in der Literaturstudie zusammengefassten Leitlinienempfehlungen (s. Kap. 3.4.4.5). Das initiale Dekubitusrisiko-Screening erfolgt unmittelbar zu Beginn des pflegerischen Auftrags. Kann hierbei ein Dekubitusrisiko nicht ausgeschlossen werden, ist die differenzierte Folgebeurteilung unverzüglich anzuschließen. Kann ein Dekubitusrisiko ausgeschlossen werden, ist das Screening zu wiederholen, sobald die betreffende Person aufgrund von Veränderungen der Mobilität oder aus anderen Gründen (z. B. Einsatz von Gipsverband, Sonde oder Tubus) vermehrt Druck und/oder Scherkräften ausgesetzt ist oder einen beeinträchtigten Hautzustand (insbesondere Rötung an besonders gefährdeten Stellen) aufweist. Dasselbe gilt für Personen, bei denen sich im Rahmen der differenzierten Beurteilung des Dekubitusrisikos eine Gefährdung zunächst nicht bestätigte.

Wurde bei der differenzierten Einschätzung ein Dekubitusrisiko festgestellt, ist diese Einschätzung in individuell festzulegenden Intervallen zu wiederholen. Richtschnur für die Festlegung der Einschätzungsintervalle sind das Ausmaß der Gefährdung sowie der zu erwartende Verlauf vorliegender Risikofaktoren, auch im Zusammenspiel mit den geplanten präventiven Maßnahmen. Die Risikoeinschätzung dient dann im Verlauf der Evaluation der Angemessenheit und Effektivität gewählter Präventionsmaßnahmen. Daher ist sie bezogen auf einzelne Risikofaktoren oder Indikatoren (Hautzustand) sehr engmaschig zu wiederholen, z. B. in Form einer Hautinspektion bei jedem Positionswechsel (s. Kommentierung Standardebenen P4 sowie S6, P6 und E6). Die Risikoeinschätzung ist außerdem unverzüglich zu wiederholen, wenn sich akute Veränderungen in der Druck- und Scherkrafteinwirkung, beispielsweise durch erhöhte Beeinträchtigung der Mobilität, durch hinzugekommene Hilfsmittel oder im Hautzustand ergeben.

Zu beachten ist, dass Veränderungen in der Mobilität oder in anderen Faktoren, die eine vermehrte Einwirkung von Druck und/oder Scherkräften verursachen, nur kurze Zeit bestehen, beispielsweise im Zuge eines chirurgischen Eingriffes, oder auch variieren können. Unabhängig von der Dauer des Bestehens sind sie ein Signal für die Wiederholung der Risikoeinschätzung und müssen bei der klinischen Bewertung des Dekubitusrisikos und der Entscheidung über präventive Maßnahmen berücksichtigt werden.

Risikoeinschätzung bei Kindern

Für die Risikoeinschätzung bei Kindern gelten grundsätzlich die gleichen Prinzipien wie oben für erwachsene Patienten/Bewohner beschrieben. Das heißt, die Aussagen zum gestuften Vorgehen (Screening gefolgt von differenzierter Risikoeinschätzung, in Hochrisikopopulationen wie Neonatologie oder Kinderintensivpflege direkte differenzierte Risikoeinschätzung) und zu den Limitationen standardisierter Risikoskalen haben in gleicher Weise Bestand. Klinisch zu beachten sind die teilweise unterschiedliche Relevanz von Risikofaktoren (z. B. hohe Bedeutung von extern/iatrogen vermittelter Druck- und Scherkrafteinwirkung durch Zu- und Ableitungen, hohe Vulnerabilität unreifer Haut) und eine mitunter rasche Veränderung des Gesundheits- und Hautzustands, insbesondere in der Neonatologie.

Die in der Literaturstudie gesichteten drei Leitlinien betonen demzufolge die Notwendigkeit der unverzüglichen initialen Einschätzung und der engmaschigen Verlaufskontrolle bei Verdacht auf oder einem bestätigten Risiko (s. Kap. 3.4.6). Der Hautzustand bei Säuglingen und Kindern, die ein Dekubitusrisiko aufweisen, sollte direkt nach der Aufnahme und bei jedem Positionswechsel (bzw. mindestens einmal täglich) auf Anzeichen druckbedingter Veränderungen hin untersucht werden. Es ist z. B. auf ein Blasswerden der Haut, lokale Wärme, Ödeme, Verhärtungen und Läsionen an

Hautarealen über den Knochenvorsprüngen und speziell bei Säuglingen am Hinterkopf zu achten. Zudem sollte besonders die Haut unter und um medizinische Geräte und Hilfsmittel (z. B. Sonden, Katheter, Infusionsschläuche) mindestens zweimal täglich auf druckbedingte Veränderungen und Verletzungen inspiziert werden.

Für eine differenzierte Risikoeinschätzung und das kontinuierliche Re-Assessment werden in den gesichteten Leitlinien darüber hinaus folgende Parameter genannt (s. Kap. 3.4.4.1):

- Vorgeschichte von langanhaltenden Druck auf Körperareale vor der Aufnahme
- Reife der Haut bzw. des Hautzustandes
- Beurteilung des Hinterhauptbereichs
- Grad der Mobilität
- Body Mass Index/Geburtsgewicht
- Raumtemperatur und Luftfeuchtigkeit
- Ernährungsindikatoren und Flüssigkeitsstatus
- Durchblutung und Sauerstoffversorgung der Haut
- Medikation (z. B. blutdrucksteigernde Medikamente)
- Anwendung von medizinischen Geräten/Zu- und Ableitungen.

Für die Integration dieser Parameter in die differenzierte, klinische Risikoeinschätzung sind oben beschriebene Ausführungen zum evidenzbasierten pflegediagnostischen Vorgehen zu beachten. Insbesondere die dort genannten Anforderungen an die und Grenzen der Nutzung standardisierter Instrumente sind zu berücksichtigen.

Hinsichtlich des Reifezustands der kindlichen Haut ist zu berücksichtigen, dass die Haut in den unterschiedlichen Altersstufen physiologische und anatomische Besonderheiten aufweist. Dies betrifft insbesondere die Haut von frühgeborenen Kindern (vor Vollendung der 37. Schwangerschaftswoche), Neugeborene bis vier Wochen nach der Geburt und Kinder bis zum 5. Geburtstag. Ab dem Alter von 12 Lebensjahren gleichen die Hauteigenschaften zunehmend der Erwachsenenhaut. Die Pflegefachkraft muss sich bewusst sein, dass die Haut- und Gewebetoleranz bei Kindern und insbesondere bei Früh- und Neugeborenen, Säuglingen und Kleinkindern deutlich unter der der reifen Haut liegt. Erhöhter Druck auf das Gewebe hat schon nach sehr kurzer Zeit, je nach Hautreifungsgrad, eine Gewebeschädigung zur Folge.

Neben den evidenzbasierten Risikofaktoren zeigt Erfahrungswissen aus der pflegerischen Praxis, dass die fehlende Fähigkeit der gezielten verbalen Schmerzäußerung ebenfalls einen Risikofaktor im Kindesalter darstellen kann. Neugeborene, Säuglinge und Kleinkinder können entsprechend des Entwicklungsstandes Beschwerden nicht gezielt verbal äußern. Dies kann ebenso Kinder mit mentalen Einschränkungen betreffen. Eine differenzierte Lokalisation von Schmerzen ist Kindern ab dem Alter von vier bis fünf Lebensjahren möglich.

E1 Eine aktuelle, systematische Einschätzung des individuellen Dekubitusrisikos liegt vor.

Im Ergebnis der Risikoeinschätzung liegt ein Ausschluss oder eine aktuelle und systematisch erhobene Bewertung des individuellen Dekubitusrisikos vor. Das heißt, es ist für alle am Versorgungsprozess beteiligten Berufsgruppen einsehbar dokumentiert, ob ein Dekubitusrisiko besteht oder nicht. Liegt ein Risiko vor, ist dokumentiert, welche Risikofaktoren festgestellt wurden bzw. worauf sich das festgestellte Risiko begründet.

S2a Die Pflegefachkraft verfügt über die Planungs- und Steuerungskompetenz zur Dekubitusprophylaxe.

Für die erfolgreiche Dekubitusprophylaxe ist eine strukturierte Planung und Steuerung aller erforderlichen Maßnahmen notwendig. Voraussetzung hierfür ist die übergeordnete Festlegung der Verantwortlichkeit für diese Aufgabe, damit die Pflegefachkraft bei der Durchführung die erforderliche Unterstützung und Akzeptanz aller Beteiligten erhält. Die zuständige Pflegefachkraft benötigt zur Durchführung dieser Aufgabe die erforderliche Kompetenz in Form einer entsprechenden Qualifikation und beruflichen Expertise sowie Kenntnisse über die in einer Verfahrensregelung festgelegten einrichtungsinternen Strukturen, Prozesse und Verantwortlichkeiten. Bereits bei der Planung der Maßnahmen zur Dekubitusprophylaxe müssen alle an der späteren Umsetzung der Maßnahmen beteiligten Berufsgruppen mit einbezogen sein, damit die Kontinuität der Maßnahmen sowie der Einbezug der fachlichen Kompetenzen anderer Berufsgruppen gew

S2b Die Einrichtung verfügt über eine Verfahrensregelung zu

Eine Verfahrensregelung zur Dekubitusprophylaxe stellt eine wichtige Grundvoraussetzung für die erfolgreiche Vermeidung von Dekubitus dar, da hierdurch Probleme an intra- und interdisziplinären Schnittstellen und Versorgungsbrüche vermieden werden können. Aus der Verfahrensregelung sollte deutlich hervorgehen, wie die Dekubitusprophylaxe in der Einrichtung durchgeführt wird und wer für welche Schritte verantwortlich ist. Ein Ablaufdiagramm, auf dem dargestellt wird, wann und von wem welche Schritte eingeleitet und durchgeführt werden, kann hilfreich sein. Für spezifische Patientengruppen und Pflegesituationen sind explizite Regelungen festzulegen, wie z. B. die Hinzuziehung von pflegerischen Fachexperten zum Thema.

Erwähnung finden sollten auch die einrichtungsintern festgelegten Evaluationsmaßnahmen (Auditverfahren, Indikatorenerhebungen), anhand derer die Einrichtung ggf. notwendige Verbesserungsmaßnahmen bei der Dekubitusprophylaxe identifizieren und einleiten kann. Betrachtet werden darf hierbei jedoch nicht ausschließlich, ob die Entstehung eines Dekubitus vermieden werden konnte, sondern es muss auch geprüft werden, ob Prozesse optimal verlaufen sind, z. B. der Prozess der Hilfsmittelanforderung.

Neben dem Vorhandensein und den möglichst präzisen Inhalten einer Verfahrensregelung ist zu gewährleisten, dass jedem Mitarbeiter zu jeder Zeit Einsicht in das entsprechende Dokument ermöglicht wird. Die Aktualität der Verfahrensregelung muss einrichtungsintern gewährleistet sein.

P2 Die Pflegefachkraft plant individuell mit dem dekubitusgefährdeten Patienten/ Bewohner und gegebenenfalls seinen Angehörigen Maßnahmen zur Dekubitusprophylaxe und informiert die an der Versorgung Beteiligten über das Dekubitusrisiko und die Notwendigkeit der kontinuierlichen Fortführung von Interventionen.

Eine Einwilligung der Patienten/Bewohner für die Durchführung prophylaktischer Maßnahmen setzt immer voraus, dass sie über die Art und das Ausmaß der Gefährdung und über die aus fachlicher Sicht gebotenen Interventionen informiert sind. Grundlage der Pflege ist das Setzen von Prioritäten durch individuelle Absprachen mit Patienten/Bewohnern und gegebenenfalls ihren Angehörigen und das Planen von Pflegehandlungen nach den individuellen Pflegeprioritäten des Patienten/Bewohners. Damit werden die Eigenverantwortung der Patienten/Bewohner und deren Selbstpflegekompetenz erhöht und ihre Abhängigkeit von den Pflegefachkräften reduziert. Dazu bedarf es entsprechender Information, Schulung und Beratung des Patienten/Bewohners und gegebenenfalls seiner Angehörigen unter Einbeziehung verständlicher Informationsmaterialien.

Pflegerische Maßnahmen werden nach Möglichkeit gemeinsam mit dem Patienten/Bewohner, ggf. seinen Angehörigen und anderen beteiligten Berufsgruppen geplant und durchgeführt, so dass auf individuelle Bedürfnisse eingegangen werden kann. In der Regel führt dies zu einer höheren Akzeptanz der Maßnahmen und somit zu einem höheren Erfolg der Dekubitusprophylaxe. Kompetenzen und Ressourcen des Patienten/Bewohners und ggf. der Angehörigen müssen von der Pflegefachkraft realistisch eingeschätzt werden, um sie ihren Fähigkeiten entsprechend in die Maßnahmenumsetzung mit einplanen zu können. Vorhandene Kompetenzen und Ressourcen sind weiter zu fördern. Während der Planung wird zudem die Wichtigkeit der genauen Hautinspektion im Rahmen der Evaluation hervorgehoben.

Die gesundheitliche Versorgung von dekubitusgefährdeten Patienten/Bewohnern findet in der Regel sektorenübergreifend unter Beteiligung verschiedener Berufsgruppen, pflegerischer Laien und von Hilfskräften statt. Um an den entsprechenden Schnittstellen Versorgungsbrüche zu vermeiden und die Kontinuität der Prophylaxe sicherzustellen, informieren die Pflegekräfte auf der Grundlage der hausinternen Verfahrensregelung umgehend die an der Versorgung des Patienten/Bewohners Beteiligten über die Dekubitusgefährdung und die notwendigen Maßnahmen. Die Pflegefachkraft trägt dafür Sorge, dass den beteiligten Berufsgruppen die erforderlichen Informationen und ggf. auch die notwendigen Hilfsmittel für eine Fortführung der Maßnahmen vorliegen.

E2 Die Dekubitusgefährdung und die notwendigen Maßnahmen sind allen an der Versorgung des Patienten/Bewohners Beteiligten bekannt und werden kontinuierlich fortgeführt.

Die Pflegefachkraft hat die an der Versorgung des Patienten/Bewohners beteiligten Personen im jeweils erforderlichen Umfang über das aktuelle Dekubitusrisiko und die geplanten und vereinbarten Maßnahmen informiert. Der Umfang und die Art der Informationsweitergabe müssen der Situation angemessen sein. So muss eine Röntgenabteilung nicht den gesamten Maßnahmenplan kennen, sondern es genügt beispielsweise die Information, dass der Patient/Bewohner dekubitusgefährdet ist und bei der Untersuchung auf einer speziellen Unterlage liegen muss. Gegebenenfalls ist dafür zu sorgen, dass notwenige Positionsveränderungen im vorgesehenen Intervall stattfinden.

Aus der Verfahrensregelung gehen die einrichtungsinternen Kommunikationswege und Weisungsbefugnisse hervor, mit denen das Schnittstellenmanagement zwischen den verschiedenen Abteilungen und Berufsgruppen erfolgreich gestaltet werden kann.

S3a Die Pflegefachkraft verfügt über Fähigkeiten zur Information, Schulung und Beratung des Patienten/Bewohners und gegebenenfalls seiner Angehörigen zur Förderung der Bewegung des Patienten/Bewohners, zur Hautbeobachtung, zu druckentlastenden Maßnahmen und zum Umgang mit druckverteilenden und -entlastenden Hilfsmitteln.

S3b Die Einrichtung stellt das erforderliche Informations- und Schulungsmaterial zur Verfügung.

Eine wirkungsvolle Dekubitusprophylaxe kann nur gemeinsam mit den Patienten/Bewohnern und allen an ihrer Versorgung beteiligten Akteuren stattfinden. Dazu bedarf es seitens der Pflegefachkraft Kompetenzen um ein Problemverständnis durch Information und Beratung zu erzeugen. Hierzu erfolgt je nach pflegerischem Setting eine Informationsweitergabe zur individuellen ressourcenorientierten Schulung der Patienten/Bewohner und (ggf. ihrer Angehörigen) unter Einbeziehung entsprechend geeigneter und aktueller Informations- und Schulungsmaterialien. Die informierenden, schulenden, beratenden und anleitenden Maßnahmen müssen das Ziel verfolgen, die Patienten/Bewohner und deren Angehörige zu befähigen, eine unter den an der Versorgung Beteiligten abgestimmte, zielgerichtete, individuelle und zeitgemäß ausgerichtete Dekubitusprophylaxe durchzuführen bzw. soweit möglich zu unterstützen, um so die Entstehung eines Dekubitus zu vermeiden. Hierzu werden der Patient/Bewohner und/oder pflegende Angehörige zur Förderung der Eigenbewegung, der Hautinspektion, der Durchführung druckentlastender Interventionen und zum sicheren und adäquaten Einsatz von druckverteilenden Hilfsmitteln beraten oder geschult. Die erforderlichen Fähigkeiten werden erläutert und von der Pflegefachkraft praktisch gezeigt. Um dies zu erreichen, muss die Einrichtung die Pflegefachkräfte befähigen, die individuellen Risiken und Bedürfnisse des Patienten/Bewohners zu erfassen und adressatengerecht zu erläutern. Der Patient/Bewohner muss seine individuelle Situation kennen und für sein Dekubitusrisiko sensibilisiert sein. Diese ermöglicht es anschließend der Pflegefachkraft den Patienten/Bewohner im Rahmen der Dekubitusprophylaxe gezielt begleiten zu können.

Die Effektivität von Maßnahmen zur Information, Schulung und Beratung von Patienten/Bewohnern zur Dekubitusprophylaxe ist bisher ungenügend wissenschaftlich untersucht. Jedoch lassen sich auf Grund der wenigen verfügbaren Erkenntnisse Rückschlüsse auf mutmaßliche positive Effekte von Schulungs- und Beratungsmaßnahmen sowohl hinsichtlich des Wissens als auch mit Blick auf die Dekubitusvermeidung ziehen. Es gibt Hinweise darauf, dass Schulungen die Betroffenen und ihre pflegenden Angehörigen für das bestehende Dekubitusrisiko sensibilisieren und sie zur eigenverantwortlichen Durchführung bestimmter Prophylaxemaßnahmen befähigen.

Als wichtig erweist sich, dass die vermittelten Kompetenzen auf die funktionellen Fähigkeiten und das individuell bestehende Dekubitusrisiko abgestimmt sind (s. Kap. 3.9). Auch wenn die vorliegenden Erkenntnisse ausschließlich aus Studien mit Menschen mit Rückenmarkserkrankungen oder -verletzungen stammen, stimmt die Expertenarbeitsgruppe darin überein, dass Maßnahmen der Information, Schulung und individuellen Beratung von Patienten/Bewohnern essenzieller Bestandteil der Dekubitusprophylaxe sind. Dies gilt insbesondere für Personen und ihre pflegenden Angehörigen im ambulanten Setting, da diese in einem erheblichen Maße an der pflegerischen Versorgung des Gefährdeten beteiligt sind und hierdurch einen großen Beitrag zu einer erfolgreichen Dekubitusprophylaxe leisten können.

Die Bereitstellung eines zielgruppenspezifischen Angebotes an schriftlichen Informationen ist eine wesentliche Voraussetzung für die Vermittlung von Wissen und Kompetenzen. Die Einrichtung ist hier gefordert, das erforderliche Schulungs- und Beratungsmaterial zur Verfügung zu stellen. Hierbei kann es sich um für Laien verständliche Flyer und Broschüren handeln, in denen Dekubitusursachen und Tipps zur Vermeidung von Dekubitus beschrieben werden. Je nach Setting und Zielgruppe kann es sich aber auch um Positionierungsbeispiele mit Bildern oder CDs/DVDs handeln.

P3 Die Pflegefachkraft erläutert die Dekubitusgefährdung und die Durchführung von prophylaktischen Maßnahmen und deren Evaluation.

Um die Eigenverantwortung der Patienten/Bewohner und deren Selbstpflegekompetenz zu erhöhen und ihre Abhängigkeit von den Pflegefachkräften zu reduzieren, bedarf es entsprechender Information, Schulung und Beratung des Patienten/Bewohners und gegebenenfalls seiner Angehörigen. Dabei sind dem Patienten/Bewohner und gegebenenfalls seinen Angehörigen in verständlicher Weise das Dekubitusrisiko sowie die daraus abgeleiteten geplanten Maßnahmen zu erläutern. Die Informationsweitergabe kann verbal, telefonisch und/oder anhand schriftlicher Informationsmaterialien erfolgen. Hierbei geht es zunächst vorrangig um die Vermittlung von Wissen, während Schulung und Beratung zum Ziel haben Fähigkeiten und Fertigkeiten gezielt zu vermitteln. Dabei kann es sich um eine gezielte Förderung der Eigenbeweglichkeit handeln oder aber um die Schulung pflegender Angehöriger zum richtigen Handling bei der Positionierung oder im Umgang mit Hilfsmitteln.

Pflegerische Maßnahmen werden nach Möglichkeit in der Schulung gemeinsam mit dem Patient/ Bewohner und ggf. seinen Angehörigen geplant und durchgeführt. Hierbei wird auch auf die Wichtigkeit der Hautinspektion besonders über knöchernen Vorsprüngen oder auf Hilfsmittel, die Druck verursachen können, eingegangen. Kompetenzen und Ressourcen des Patienten/Bewohners und ggf. der Angehörigen müssen von der Pflegefachkraft auch hierbei situationsspezifisch eingeschätzt werden, um sie, ihren Fähigkeiten entsprechend, in die Maßnahmenumsetzung mit einplanen zu können. Vorhandene Kompetenzen und Ressourcen von Patienten/Bewohnern und Angehörigen sollten fortlaufend gefördert werden.

In der ambulanten Pflege können Beratungsleistungen nach dem § 37 Abs. 3 SGB XI oder § 45 SGB XI angeboten werden oder als privat finanzierte Leistung. Patienten und/oder Angehörige mit einem Beratungsbedarf können auch an eine Pflegeberatung nach § 7a SGB XI oder einen Pflegestützpunkt nach § 7c SGB XI verwiesen werden.

E3 Der Patient/Bewohner und seine Angehörigen kennen die Dekubitusgefahr sowie die geplanten Maßnahmen und wirken auf der Basis ihrer Möglichkeiten an deren Umsetzung mit.

Ziel der Information, Schulung und Beratung ist das Beheben gegebenenfalls bestehender Wissensdefizite zur Dekubitusgefährdung und -entstehung sowie die Vermittlung von Sicherheit und Kompetenz. Dadurch werden Patienten/Bewohner und Angehörige befähigt, in Aushandlungsprozessen eigene Prioritäten zu setzen und informierte Entscheidungen zu treffen. Es findet eine zielgerichtete, individuelle und zeitgemäß ausgerichtete Dekubitusprophylaxe durch alle an der Versorgung beteiligten Personen im Alltag unter Berücksichtigung des Selbstbestimmungsrechts statt. Ergebnis einer erfolgreichen Beratung und Schulung ist die aktive Teilnahme des Patienten/Bewohners und seiner Angehörigen an dem gemeinsam erstellten pflegefachlichen Konzept und Maßnahmenplan für eine auf die Pflegesituation abgestimmte Dekubitusprophylaxe.

S4 Die Pflegefachkraft verfügt über Wissen zu druckentlastenden und die Eigenbewegung fördernden Maßnahmen und beherrscht haut- und gewebeschonende Bewegungs-, Positionierungs- und Transfertechniken.

Die Vermeidung bzw. Reduktion von Druckeinwirkungen – im Folgenden als Druckentlastung zusammengefasst – ist ein zentrales Ziel der Dekubitusprophylaxe. Erreicht werden kann eine Druckentlastung durch folgende vier Kategorien von Pflegeinterventionen:

1. Förderung der Eigenbewegung der Patienten/Bewohner
2. Sicherstellung angemessener Körperpositionen und regelmäßiger Positionswechsel („Wechselpositionierung") der Patienten/Bewohner im Liegen oder Sitzen bei unzureichender Eigenbewegung
3. Vollständige Entlastung stark gefährdeter Körperstellen von äußerer Druck- und Scherkrafteinwirkung („Freilage")
4. Vermeidung bzw. Reduktion der therapiebedingten Einwirkung von Druck und Scherkräften, z. B. infolge von Zu- oder Ableitungen

Den drei erstgenannten Kategorien ist gemein, dass sie sich auf die Fähigkeit der Patienten/Bewohner beziehen, die Position ihres gesamten Körpers, einzelner Gliedmaßen oder Körperpartien zu halten oder zu verändern. Damit bestehen auf dieser Kriteriumsebene unmittelbare Bezüge zu aktuellen Erkenntnissen und Empfehlungen für die Erhaltung und Förderung der Mobilität pflegebedürftiger Menschen (z. B. Expertenstandard Erhaltung und Förderung der Mobilität in der Pflege 2014) sowie für die Sturzprophylaxe inkl. der Vermeidung freiheitseinschränkender Maßnahmen (z. B. Expertenstandard Sturzprophylaxe in der Pflege 2013). Im vorliegenden Expertenstandard werden diese Bezüge deutlich gemacht, für die Umsetzung in der Praxis sind jedoch die entsprechenden Primärquellen und/oder andere äquivalente aktuelle evidenzbasierte Wissensressourcen hinzuziehen. Darüber hinaus sind jeweils indikations- bzw. therapiespezifische Anforderungen an Interventionen zur Druckentlastung zu berücksichtigen, z. B. hinsichtlich der Positionierung (vor allem Bauchlage) von kritisch kranken, beatmungspflichtigen Menschen oder zum Umgang mit liegenden Zu- oder Ableitungen wie Blasenverweilkathetern, Tuben oder venösen oder arteriellen Zugängen.

Begriffe und Grundlagen

Abbildung 1 zeigt schematisch, wie sich die oben genannten ersten drei Interventionskategorien zur Druckentlastung in einem zweidimensionalen Kontinuum des Unterstützungsbedarfs im Bereich der Mobilität (Expertenstandard Erhaltung und Förderung der Mobilität in der Pflege 2014, S. 20, 26) verorten lassen. Es wird deutlich, dass sich diese Interventionen vornehmlich auf die Bewegungsförderung in der liegenden und der sitzenden Position konzentrieren, weniger auf die Fortbewegung im Raum. Letzteres ergibt sich daraus, dass bei vorhandener Fähigkeit zur selbstständigen Fortbewegung im Raum meist nicht mehr von einem interventionsbedürftigen Dekubitusrisiko auszugehen ist. Die geltenden Interventionen für die Druckentlastung im Liegen oder Sitzen bleiben jedoch weiterhin relevant (z. B. bei rollstuhlpflichtigen Patienten/Bewohnern). Ebenfalls zu erkennen ist, dass die drei Interventionskategorien nicht völlig trennscharf sind und einander nicht ausschließen. So kann die pflegerische Unterstützung bei einem Positionswechsel, z. B. von der Rücken- in die 30°-Seitenlage oder von einer liegenden in eine sitzende Position, gleichzeitig eine Anleitung der/des Betroffenen zur selbstständigen Durchführung regelmäßiger Positionswechsel beinhalten.

Ebenso kann eine Wechselpositionierung damit einhergehen, dass besonders stark gefährdete Körperstellen, wie etwa die Fersen, vollständig von Druck entlastet („freigelegt") werden.

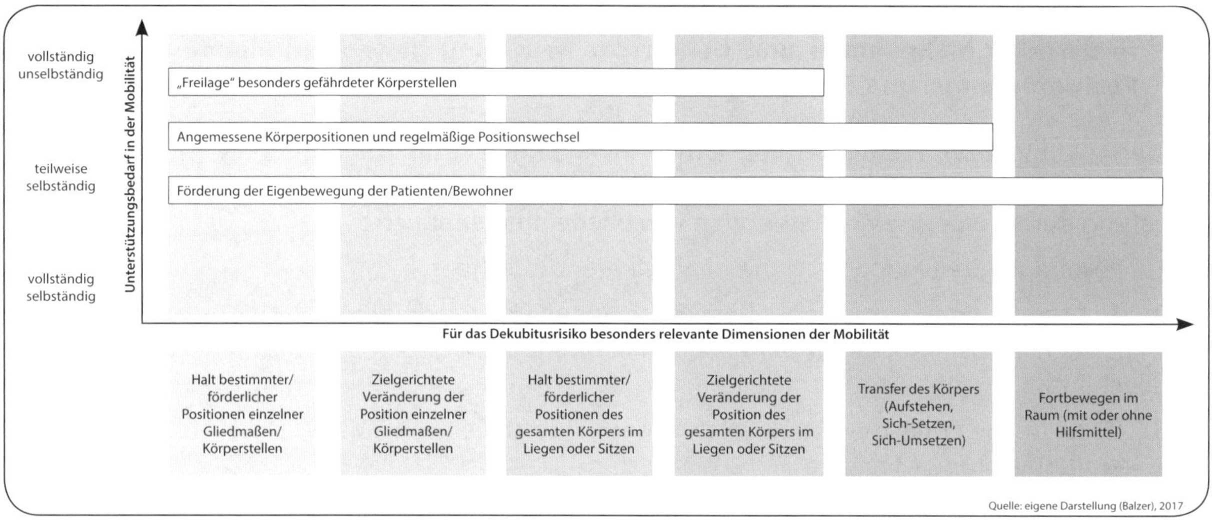

Abbildung 1: Kategorien druckentlastender Interventionen bezogen auf die Mobilität

Nicht berücksichtigt in der Abbildung sind mögliche graduelle Unterschiede in der Reichweite bzw. im Radius der zu unterstützenden oder vorzunehmenden Positionsveränderungen. Die in vorherigen Fassungen des Expertenstandards Dekubitusprophylaxe verwendete Unterscheidung zwischen Mikro- und Makrobewegung wird nicht länger beibehalten, da sich diese Begriffe weder in den gesichteten Forschungsergebnissen (s. Kap. 3.5) noch im Expertenstandard Erhaltung und Förderung der Mobilität in der Pflege (Expertenstandard Erhaltung und Förderung der Mobilität in der Pflege 2014) wiederfinden lassen. Vielmehr wird es als erforderlich angesehen, dass die Interventionen zur Druckentlastung basierend auf einer differenzierten Einschätzung des patienten-/bewohnerindividuellen Dekubitusrisikos und der zugrunde liegenden Risikofaktoren und Ressourcen ausgewählt werden (s. Kommentierung S1 und P1). Dies schließt automatisch eine genaue Beurteilung vorliegender Beeinträchtigungen und Ressourcen in der Mobilität ein. Diese Beurteilung sollte die in der Abbildung 1 dargestellten Dimensionen der Mobilität berücksichtigen ebenso wie relevante körperliche, kognitive, psychische, soziale oder therapiebedingte Einflussfaktoren auf die Mobilität (s. z. B. Expertenstandard Erhaltung und Förderung der Mobilität in der Pflege 2014).

Die diesem Expertenstandard zugrunde liegende Literaturstudie (s. Kap. 3.5) enthält Ergebnisse zu Interventionen bezogen auf die regelmäßige Wechselpositionierung, die Druckentlastung in bestimmten Körperpositionen und von besonders gefährdeten Körperstellen (Fersenfreilage) sowie die Vermeidung der Druckeinwirkung durch Zu- oder Ableitungen. Für einzelne Interventionen finden sich zusätzlich spezielle Ergebnisse bezogen auf bestimmte klinische Situationen (während einer Operation) oder Patientengruppen (Neugeborene und Kinder). Keine Ergebnisse liegen vor zur Effektivität von Methoden für die Förderung der Eigenbewegung; hierfür konnten die Autoren der Literaturstudie keine Studie identifizieren, welche die Effekte bezogen auf die Dekubitusinzidenz untersucht hat.

In der Literaturstudie werden verschiedene Positionierungen in sitzender und liegender Position beschrieben (s. Kap. 3.5 und Anhang). Insgesamt ist festzuhalten, dass für die betrachteten Interventionen kaum robuste empirische Befunde zu den Effekten auf die Dekubitusinzidenz vorliegen. Ein Großteil der Ergebnisse stützt sich auf unterschiedlich starke und unterschiedlich gut durch Forschung gestützte Empfehlungen aus gesichteten aktuellen Leitlinien. Direkte Rückschlüsse auf die Vorteile bestimmter Formen, Frequenzen oder Dauer der Positionierung sind daher kaum möglich. Dennoch bestand angesichts der kausalen Rolle des Faktors Druck und Scherkräfte im Expertenarbeitsgruppe Konsens darüber, dass druckentlastende Interventionen eine hohe Bedeutung haben und essenzieller Bestandteil der patienten-/bewohnerindividuellen Dekubitusprophylaxe sind, auch wenn das forschungsbasierte Wissen Unsicherheiten und Lücken hierzu aufweist. In der Kommentierung des nachfolgenden Kriteriums P4 wird näher ausgeführt, welche Schlussfolgerungen sich hieraus nach Einschätzung durch das Expertenarbeitsgruppe und den Rückmeldungen aus der Fachöffentlichkeit für die Anwendung druckentlastender Interventionen in der Praxis ergeben.

Anforderungen an die pflegefachlichen Kompetenzen

Um eine patienten-/bewohnerindividuell angemessene Druckentlastung gewährleisten zu können, ist es erforderlich, dass Pflegefachkräfte über regelmäßig aktualisiertes, forschungsbasiertes Wissen zu druckentlastenden Interventionen und Anwendungsaspekten (s. Anhang) verfügen und in der Lage sind, dieses Wissen situativ fachgerecht anzuwenden. Dies setzt zum einen die Kompetenz zur patienten-/bewohnerindividuell angemessenen Beobachtung und Beurteilung vorliegender Risikofaktoren und Ressourcen voraus, zum anderen die Kompetenz, die Betroffenen adressatengerecht über die entsprechenden pflegediagnostischen Ergebnisse und verfügbare Interventionen zur Druckentlastung zu informieren und aktiv in den Entscheidungsprozess einzubinden (s. Kommentierung zu S1, S2 und S3).

Wie der Anhang ebenfalls verdeutlicht, erfordern die Auswahl und die sichere Anwendung geeigneter Methoden für die Druckentlastung, pflegefachliches Wissen und Können, das über das Themenspektrum dieses Expertenstandards hinausgeht. So sind bei der Auswahl druckentlastender Interventionen neben vorherrschenden Dekubitusrisikofaktoren und präventiven Ressourcen ebenso krankheits- und therapiespezifische Anforderungen zu berücksichtigen. Diese beziehen sich auf die Art, den Umfang und die Dauer der Interventionen (z. B. Wechselpositionierung, Transfer in sitzende Position, Förderung der Eigenbewegung, Zu-/Ableitungen) sowie komplementäre Pflege- und Therapieziele (z. B. Förderung der sozialen Teilhabe, Förderung kognitiver Funktionen/Delirprävention, Sturzprävention, Prävention kardiovaskulärer oder pulmonaler Komplikationen). Es wird vorausgesetzt, dass Pflegefachkräfte über die hierfür notwendigen breiten und tiefen Kenntnisse zu den spezifischen Gesundheitsproblemen sowie Pflege- und Therapiemaßnahmen der Patienten/Bewohner in ihrem jeweiligen Arbeitsfeld verfügen. Ebenso wird davon ausgegangen, dass sie in der Lage sind, situationsspezifisch ergänzende evidenzbasierte Wissensbestände (z. B. weitere Expertenstandards und Leitlinien) und die fachlichen Kompetenzen beteiligter anderer Berufsgruppen rechtzeitig einzubeziehen (s. auch Kommentierung S2). Sofern Pflegefachkräfte die Durchführung geplanter Interventionen für die Druckentlastung an geringer qualifizierte Pflegende delegieren, obliegt es ihnen, sich davon zu überzeugen, dass diese über die notwendigen Kompetenzen für eine sichere Durchführung inkl. Verlaufsbeobachtung verfügen. Die beschriebenen pflegefachlichen Kompetenzen implizieren, dass Pflegefachkräfte in der Lage sind, Dritte – seien es Patienten/Bewohner, Angehörige oder geringer qualifizierte Pflegende – zu einer angemessenen Durchführung notwendiger druckentlastender Interventionen anzuleiten und die Umsetzung dieser Interventionen zu überwachen und hinsichtlich beabsichtigter und unbeabsichtigter Effekte auf die Druckeinwirkung, den Haut- und Gewebezustand sowie das Dekubitusrisiko, die Gesundheit und das Wohlbefinden insgesamt, zu beobachten.

Strukturelle Voraussetzung für die hier beschriebenen Anforderungen an die pflegefachlichen Kompetenzen sind einrichtungsinterne Strukturen, die eine regelmäßige Aktualisierung, Vertiefung und kritische Reflexion des Wissens und Könnens der Pflegefachkräfte zu druckentlastenden Interventionen und entsprechender Praxiserfahrungen fördern. Erforderlich sind darüber hinaus einrichtungsinterne oder bei Bedarf auch einrichtungsübergreifende Strukturen und Prozesse, welche die Zusammenarbeit mit den Angehörigen der anderen Berufsgruppen in dem Pflegeprozess unterstützen.

P4 Die Pflegefachkraft fördert soweit wie möglich die Eigenbewegung des Patienten/ Bewohners.

Sind Eigenbewegungen nicht oder nicht ausreichend möglich, gewährleistet die Pflegefachkraft auf Basis einer individuellen Bewegungsförderungsplanung sofortige Druckentlastung durch die haut- und gewebeschonende Bewegung des Patienten/Bewohners und die vollständige Druckentlastung (Freilage) gefährdeter Körperstellen.

Wurde ein Dekubitusrisiko festgestellt, sind gemeinsam mit der/dem Betroffenen (und ggf. den Angehörigen) sowie bei Bedarf in Abstimmung mit weiteren beteiligten Berufsgruppen geeignete Interventionen zur Druckentlastung auszuwählen. Dies kann beispielsweise durch Förderung der Eigenbewegung, regelmäßige Positionswechsel, vollständige Freilage besonders gefährdeter Stellen (vor allem von Fersen) und/oder Reduktion des durch Zu- und Ableitungen verursachten Druck geschehen. Soweit die ausgewählten Interventionen die aktive oder passive Bewegung der Patienten/Bewohner betreffen, sind diese in der Maßnahmenplanung zur Bewegungsförderung festzuhalten (s. Kommentierung E4). Als passive Bewegung gelten hierbei alle Interventionen, die eine pflegerisch durchgeführte Wechselpositionierung (inkl. Transfer z. B. in eine sitzende Position) oder die Freilage besonders gefährdeter Körperstellen beinhalten.

Zielgruppen dieser Interventionen sind grundsätzlich alle Patienten/Bewohner, für die ein Dekubitusrisiko ermittelt wurde. Bei all diesen Betroffenen ist zu prüfen, inwieweit eine oder mehrere der oben genannten Interventionen relevant, gerechtfertigt und voraussichtlich machbar sind. Dies hängt von einer Vielzahl patienten-/bewohnerbezogener und umweltbedingter Faktoren ab (s. Abbildung 2). Diese Faktoren sind in dem Entscheidungsprozess zu berücksichtigen und illustrieren die Notwendigkeit, die Auswahl der druckentlastenden Interventionen individualisiert und vor dem Hintergrund des gesamten Pflege- und Therapieprozesses zu treffen. Sie unterstreichen zudem die Vernetzung mit anderen Kriterienebenen dieses Expertenstandards, z. B. den Ebenen (1) Risikoeinschätzung, (3) Information, Beratung und Anleitung oder (5) Einsatz von speziellen Auflageflächen und Positionierungshilfsmitteln.

Voraussetzung für die Auswahl individuell angemessener Interventionen ist eine differenzierte und genaue Einschätzung des Dekubitusrisikos, d. h. individuell vorliegender Risikofaktoren und Ressourcen, insbesondere in Bezug auf die Mobilität, den Hautzustand und die Gewebetoleranz.

Faktoren, die bei der Auswahl druckentlastender Interventionen zu berücksichtigen sind

- Individuell bestehende Dekubitusrisikofaktoren, inklusive deren Prognose für die nächsten Stunden und Tage, z. B. zu erwartende weitere Entwicklung der Mobilität, des Hautzustandes oder der Gewebetoleranz.
- Individuell vorhandene körperliche, psychische, soziale, therapie- und umgebungsbedingte Ressourcen zur Kompensation oder Bewältigung bestehender Risikofaktoren, z. B. Motivation und Fähigkeit zur Mitwirkung an der Druckentlastung sowie Verfügbarkeit von Hilfsmitteln.
- Individuelle Bedürfnisse, Präferenzen und Pflege-/Therapieziele, z. B. Wünsche hinsichtlich des Komforts, individuelle Bedeutung des Dekubitusrisikos im Verhältnis zu anderen belastenden Symptomen wie Schmerzen, Dyspnoe oder Übelkeit oder Bedürfnissen wie störungsfreier Schlaf oder Lage in bestimmten Körperpositionen.
- Individuelle gesundheits- und therapiebedingte Anforderungen an Interventionen zur Druckentlastung, z. B. Machbarkeit von Wechselpositionierung, spezielle Anforderungen abhängig vom Körpergewicht, Notwendigkeit von Zu- oder Ableitungen.
- Aktuell verwendete oder geplante Art der Auflagenoberfläche, insbesondere Nutzung von speziellen Matratzen.

Abbildung 2: Zu berücksichtigende Faktoren bei der Auswahl druckentlastender Interventionen

Trotz der notwendigen Individualisierung und bestehender Unsicherheiten im forschungsbasierten Wissensbestand zum Nutzen und Schaden der einzelnen Interventionen lassen sich für die Auswahl folgende übergreifende Leitziele festhalten:

- Die druckentlastenden Interventionen sollten für die individuelle Person die Aussicht auf maximale Druckentlastung bei einem minimalen Risiko schädigender Effekte oder zusätzlicher Belastungen bieten und möglichst mit weiteren positiven Effekten bezogen auf andere Ziele des Pflege- und Therapieprozesses (z. B. Erhalt und Förderung der Mobilität und Selbstpflege, Vermeidung nosokomialer Infektionen oder Stürze) verbunden sein.
- Der Ressourcenaufwand (Personal- und Sachkosten) für die druckentlastenden Interventionen sollte vor dem Hintergrund der gewünschten und zu erwartenden Effekte als angemessen erscheinen.

Hieraus ergibt sich, dass jeweils diejenigen Interventionen in die engere Wahl zu ziehen sind, die individuell die beste Balance aus zu erwartendem Nutzen, dem Risiko potenzieller Schäden oder Belastungen für die Betroffenen, den Patienten-/Bewohnerbedürfnissen und den ökonomischen Implikationen offerieren. Als potenziell schädigende Effekte oder Belastungen sind beispielsweise zu hohe punktuelle Druck- und Scherkrafteinwirkungen, Schmerzen oder Schlafbeeinträchtigungen, Einschränkungen des Aktionsradius, das Sturzrisiko oder kardiovaskuläre oder pulmonale Intoleranz der Maßnahmen zu bedenken.

Nachfolgende Kommentierungen zu den einzelnen druckentlastenden Interventionen beziehen sich, soweit nicht anders bezeichnet, auf erwachsene Patienten/Bewohner mit festgestelltem Dekubitusrisiko. Auf Besonderheiten in der Dekubitusprophylaxe bei Kindern und Jugendlichen wird separat eingegangen.

Förderung der Eigenbewegung der Patienten/Bewohner

Obwohl in der Literaturstudie keine Daten zum Nutzen und Schaden von Interventionen zur Förderung der Eigenbewegung berichtet sind und Angaben zu den ökonomischen Auswirkungen druckentlastender Interventionen insgesamt weitgehend fehlen, ist theoretisch davon auszugehen, dass Interventionen zur Förderung der Eigenbewegung ein hohes Potenzial haben, oben genannte Balance zu garantieren. In der Regel dienen sie neben der Dekubitusprävention weiteren wichtigen Zielen wie der Förderung der Selbstpflege und sozialen Teilhabe oder der Prävention anderer nosokomialer Komplikationen. Der Schwerpunkt der pflegerischen Bewegungsförderung liegt hierbei meist auf der Ermutigung und Anleitung zu sowie der Begleitung bei Bewegungen im Rahmen der Aktivitäten des täglichen Lebens. Jede Unterstützung des Transfers von Betroffenen in eine andere Körperposition, zum Beispiel für die Körperpflege oder die Einnahme von Mahlzeiten, sollte zur Anregung zur selbstständigen Mobilität und zum Training erforderlicher funktioneller Fähigkeiten genutzt werden. Entsprechende pflegerische Interventionen können auch Bestandteil multiprofessioneller Strategien zur Frühmobilisierung kritisch kranker Menschen, zur stufenweisen Mobilisierung nach kardiovaskulären Ereignissen wie Herzinfarkt oder bestimmten chirurgischen Eingriffen oder zur geriatrischen Rehabilitation sein. Mögliche Angebote für die Förderung der Eigenbewegung in der Versorgung von pflegebedürftigen Menschen im ambulanten Kontext oder der stationären Langzeitpflege sind an anderer Stelle ausführlich beschrieben und hinsichtlich ihrer Vor- und Nachteile bewertet (Expertenstandard Erhaltung und Förderung der Mobilität 2014). Darüber hinaus sind jeweils krankheits- und therapiespezifische Empfehlungen für die Bewegungsförderung zu beachten, niedergelegt etwa in entsprechenden Leitlinien.

Positionierung in sitzender und liegender Position

Der Transfer dekubitusgefährdeter Personen in eine sitzende Position kann ebenfalls der Förderung der Eigenbewegung und der Reduktion des Dekubitusrisikos dienen, jedoch sind hierbei bestimmte Anforderungen an die Körperposition (s. Anhang) und eine zeitliche Limitierung zu beachten. Empfehlungen für eine bestimmte Häufigkeit und Dauer des Sitzens sind der Literaturstudie nicht zu entnehmen, vielmehr sollte die Zeitdauer unter Berücksichtigung oben genannter Einflussfaktoren (Abbildung 2) gewählt werden. In der Expertenarbeitsgruppe bestand Konsens darüber, dass ein Verbleib in einer sitzenden Position ohne weitere Druckentlastung zeitlich stark begrenzt sein sollte, da hier der Druck durch die verkleinerte Auflagefläche höher ist.

Eine pflegerische Unterstützung der Positionswechsel bis hin zur vollständigen pflegerischen Übernahme der Durchführung ist dann erforderlich, wenn Patienten/Bewohner nicht mehr in der Lage sind, selbstständig für eine regelmäßige Druckentlastung zu sorgen, bzw. die von ihnen ausgeführten Bewegungen keine ausreichende Druckentlastung bieten. Letzteres impliziert, dass auch bei Vorhandensein einer gewissen Eigenbeweglichkeit Positionierungsmaßnahmen erforderlich sein können. Im Rahmen der regelmäßig zu wiederholenden Risikoeinschätzung ist zu kontrollieren, inwieweit die individuell vorhandenen Fähigkeiten und Bereitschaft zur Bewegung eine effektive Entlastung besonders gefährdeter Körperstellen von Druck und Scherkräften sicherstellen. Beispielsweise kann es bei Betroffenen mit kognitiven oder psychischen Beeinträchtigungen trotz vorhandener körperlicher Fähigkeiten zur Eigenbewegung erforderlich sein, zusätzliche Interventionen zur Druckentlastung einzuleiten. Nach den Ergebnissen der Literaturstudie reichen die untersuchten Positionierungsintervalle von zwei bis sechs Stunden. Es sind diesen Ergebnissen jedoch keine Empfehlungen für bestimmte Positionierungsfrequenzen und -intervalle zu entnehmen. Vielmehr sind diese unter Beachtung oben genannter Faktoren (s. Abbildung 2) und potenzieller ungünstiger Auswirkungen individualisiert auszuwählen. Sind zum Beispiel die Fähigkeiten zur Eigenbewegung und/oder die Gewebetoleranz stark beeinträchtigt, sind häufigere Positionswechsel erforderlich als bei Betroffenen, die noch zu regelmäßigen kleinen Positionswechseln imstande sind und diese auch durchführen. Hinsichtlich der beschriebenen und empfohlenen Körperpositionen dominiert der

Wechsel zwischen der 30°- oder 40°-Seitenlage (abwechselnd links oder rechts) und der Rückenlage (s. Anhang). Inwieweit bestimmte therapeutische Strategien der Positionierung, z. B. nach Bobath, indiziert sind, darüber treffen weder die Literaturstudie noch der Expertenstandard als Ganzes eine Aussage. Diese Positionierungsmethoden dienen in der Praxis primär anderen Zielen als der Dekubitusprävention, was erklärt, dass keine Daten zu den Effekten auf die Dekubitusinzidenz vorliegen.

Kaum Angaben in der Literatur finden sich zu empfohlenen Techniken und Hilfsmitteln für die Bewegungsförderung und Wechselpositionierung. Durchgehend betont und von der Expertenarbeitsgruppe bestätigt, wird die Notwendigkeit druck- und scherkraftarmer Vorgehensweisen bei diesen Handlungen. International wird das Prinzip des „Hebens statt des Ziehens betroffener Personen" befürwortet (s. Anhang). Zur Wirksamkeit der im deutschsprachigen Raum weit verbreiteten Prinzipien der Kinästhetik sind in der Literaturstudie keine Daten berichtet. In der Expertenarbeitsgruppe bestand Konsens darüber, dass es in der Verantwortung der Einrichtungen liegt, eingeführte Techniken, Methoden und Hilfsmittel für die Durchführung einer effektiven Druckentlastung regelmäßig hinsichtlich ihrer Akzeptanz und Nutzung, ihrer patienten-/bewohnerrelevanten Effekte sowie ihrer arbeitsschutzrechtlichen und ökonomischen Implikationen zu bewerten. Dies gilt für Hilfsmittel wie Kissen, Rutschmatten oder Patientenlifter genauso wie für manuelle Techniken der Pflegenden oder die Frage nach der erforderlichen Anzahl von Pflegenden für die Durchführung einer Wechselpositionierung oder eines Transfers. Mit Blick auf die Dekubitusprävention ist entscheidend, dass bei dekubitusgefährdeten Personen rechtzeitig und ausreichend lange eine effektive Druckentlastung unter Anwendung druck- und scherkraftarmer und für alle Beteiligten sicherer Techniken und Hilfsmittel erfolgt. Die Wahl der manuellen Technik und/oder der Hilfsmittel hängt wiederum maßgeblich von den in der Abbildung 2 genannten Faktoren ab.

Vollständige Entlastung stark gefährdeter Körperstellen von äußerer Druck- und Scherkrafteinwirkung (inkl. Hilfsmittel für die Positionierung)

Sobald die patienten-/bewohnerindividuellen körperlichen, psychischen und kognitiven Voraussetzungen keine regelmäßige und effektive Druckentlastung besonders gefährdeter Körperstellen wie z. B. der Fersen garantieren, ist eine vollständige Freilage dieser Körperstellen durch eine haut- und gewebeschonende Positionierung vorzunehmen. Die Ergebnisse der Literaturstudie (s. Anhang) geben Anhaltspunkte für die Gestaltung insbesondere der Fersenfreilage. Haut- und Gewebeschonung bedeutet, dass Positionen und Hilfsmittel zu verwenden sind, die verstärkte Druck- oder Scherkrafteinwirkung an anderer Stelle vermeiden, also breite Auflageflächen bieten und gleichzeitig eine effektive Freilage der gefährdeten Stelle gewährleisten. Nach den Ergebnissen der Literaturstudie ist bislang unklar, inwieweit spezielle Medizinprodukte für den Fersenschutz (inkl. Freilage) der Freilage mittels Kissen überlegen sind. Die Entscheidung über die Bereitstellung und Anwendung diesbezüglicher Hilfsmittel ist daher lokal unter Berücksichtigung von Patienten-/Bewohnerpräferenzen, potenziellen schädigenden Wirkungen und ökonomischen Implikationen zu treffen. Ringförmige Hilfsmittel sind explizit zu vermeiden. Ebenfalls nicht geeignet sind Positionierungen auf Wattepolstern oder -verbänden, da diese keine stabile Form wahren, keine breite Auflagefläche für die Wade bieten und über die Zeit keine effektive Druckentlastung der Ferse garantieren. Ebenfalls kontraindiziert für jegliche Positionierungszwecke sind luft- oder wassergefüllte Handschuhe, da sie keine adäquate Druckentlastung gewährleisten können.

Die Wirksamkeit medizinischer Schaffelle hinsichtlich der Dekubitusprävention ist bisher nicht robust belegt. Die Ergebnisse aus randomisiert-kontrollierten Studien zeigen zwar konsistent eine Reduktion der Inzidenz von Dekubitus Kategorie I, die Effekte auf die Inzidenz von Dekubitus höherer Kategorie sind jedoch unklar (s. Kap. 3.6.2.2). Die Anwendung medizinischer Schaffelle setzt daher eine genaue Einzelfallbetrachtung voraus, sollte nur bei explizitem Wunsch der Betroffenen erfolgen und erfordert eine aufmerksame, engmaschige Beobachtung des Hautzustands der aufliegenden Körperpartien. Dies gilt sowohl für die Verwendung als Unterlage im Liegen oder Sitzen als auch für die Nutzung als stützendes Hilfsmittel bei Positionierungsmaßnahmen.

Vermeidung bzw. Reduktion der therapiebedingten (nosokomialen) Einwirkung von Druck und Scherkräften, z. B. infolge von Zu- oder Ableitungen

In der Übersicht im Anhang sind aktuell empfohlene Strategien zur Vermeidung bzw. Reduktion der Einwirkung von Druck und Scherkräften durch therapiebedingte Maßnahmen, insbesondere Zu- und Ableitungen, aufgeführt. Soweit nicht durch höher priorisierte therapeutische Ziele gerechtfertigt, ist das Aufliegen der/des Betroffenen auf Zu- oder Ableitungen zu vermeiden. Soweit möglich, sollte die Position liegender Zu- oder Ableitungen regelmäßig geändert werden, um zu vermeiden, dass diese durch einseitiges Aufliegen auf den gleichen Stellen die Entstehung eines Dekubitus begünstigen. Hinsichtlich effektiver Methoden für den Hautschutz an den Ein-/Ausgangsstellen und den äußeren Hautflächen, etwa durch polsternde Auflagen, mangelt es an forschungsgestützten Daten. Diesbezüglich ist daher auf „Best Practice"-Erfahrungen zurückzugreifen. Essenziell ist eine regelmäßige Überprüfung, inwieweit die Indikation für bestehende Zu- oder Ableitungen noch besteht.

Besonderheiten bei Kindern:

Neben den bereits genannten Präventionsmaßnahmen ist die Reduktion von therapiebedingter (nosokomialer) Einwirkung von Druck und Scherkräften, z. B. infolge von Zu- oder Ableitungen beim Einsatz von medizinischen Geräten und externen Hilfsmitteln, hervorzuheben.

Die Evidenz hinsichtlich der Applikation präventiver Auflagen zur Reduzierung von Druckeinwirkung, Reibung und Scherkräften („Polsterungseffekt") sowie effektiver Methoden für den Hautschutz bei Kindern zur Druckreduzierung ist limitiert (s. Kap. 3.7.3). Dies gilt ebenso für die Frequenz liegende Zu- oder Ableitungen regelmäßig zu positionieren, um langfristige Druckeinwirkung zu vermeiden (s. Kap. 3.5.7). Nach Meinung der Expertenarbeitsgruppe sollte auf „Best Practice"-Erfahrungen in der Kinderkrankenpflege zurückzugriffen werden. Die Expertenarbeitsgruppe empfiehlt externe Druckeinflüsse wie liegende Zu- und Ableitungen, Tuben, Sonden, (Tracheal-) Kanülen usw. entsprechend druckreduzierend und hautschützend z. B. durch Applikation präventiver Auflagen zu versorgen und regelmäßig auf die passende und korrekte Stellung hin zu kontrollieren (mind. alle 2- 4 Stunden). Bei der Wahl des Versorgungsmaterials ist der Reifezustand der Haut, insbesondere der Frühgeborenenhaut, zu berücksichtigen.

In der Neonatologie, pädiatrischen Intensivpflege sowie in der Gesundheits- und Kinderkrankenpflege können interdisziplinäre Konzepte wie Minimal Handling, sanfte Betreuung, NIDCAP u. a. einer häufigen Bewegung und Wechselpositionierung zur Druckentlastung wiedersprechen. Da der Dekubitusprophylaxe im Kindesalter eine hohe Bedeutung zukommt, sollten angewandte Konzepte bei der Erstellung der individuellen Bewegungsförderungsplanung Berücksichtigung finden. Ist dies aufgrund des Gesundheitszustandes des Kindes nicht möglich, ist eine gemeinsame patientenindividuelle Risikopriorisierung innerhalb des interdisziplinären Teams mit entsprechender Festlegung des anzuwendenden Vorgehens erforderlich.

Die Expertenarbeitsgruppe empfiehlt bei der Planung und Durchführung der Bewegungsförderung und Wechselpositionierung entwicklungs- und wahrnehmungsfördernde sowie gewebe- und gelenkschonende Konzepte wie Kinästhetik (Infant Handling) zu berücksichtigen.

Zusammenfassung

Die auf dieser Kriterienebene dargestellten und kommentierten Interventionen zur Druckentlastung zielen unmittelbar auf die Vermeidung und Reduktion des kausalen Faktors Druck- und Scherkrafteinwirkung. Sie bilden daher eine zentrale Säule der Dekubitusprävention, unabhängig von der Anwendung druckentlastender Matratzen oder Auflage-/Sitzflächen. Sie sind daher stets in Erwägung zu ziehen und bei festgestelltem Bedarf konsequent anzuwenden, auch wenn gleichzeitig eine spezielle Matratze oder Sitzfläche zur Anwendung kommt. Die Effekte der Bewegungsförderung, der Wechselpositionierung und der vollständigen Entlastung besonders gefährdeter Stellen (z. B. Fersenfreilage) sind nicht identisch mit den Effekten, die durch spezielle Auflageflächen erreicht werden, sondern die Effekte ergänzen sich.

Weiterhin ist zu bedenken, dass die Anwendung der beschriebenen Interventionen für die Bewegungsförderung und Druckentlastung eine engmaschige Beobachtung der Entwicklung des Dekubitusrisikos, insbesondere des Hautzustands, der Mobilität und weiterer individuell vorliegender Risikofaktoren verlangen. Dies ist Voraussetzung dafür, frühzeitig Hinweise auf die Angemessenheit oder Nichtangemessenheit der gewählten Interventionen zu erkennen und bei Bedarf Anpassungen vorzunehmen. Da die gewählten Interventionen auch Einfluss auf das allgemeine Wohlbefinden haben und durchaus ungünstige Effekte bewirken können, etwa auf die Schmerzbelastung, die Schlafqualität, die Teilhabe an der Umwelt oder das Sturzrisiko, sind Veränderungen in diesen Faktoren ebenfalls in die regelmäßige Beobachtung einzubeziehen (s. auch Kommentierung S6 und P6). Dekubitusprävention im Pflegeprozess ist kein linearer Prozess mit klar trennbaren Stufen, sondern eine sich fortwährend wiederholende, ggf. bei einzelnen Interventionen auch parallel laufende Abfolge von Assessment, klinischer Entscheidung, Durchführung und Re-Assessment (Evaluation).

E4 Die Eigenbewegung des Patienten/Bewohners ist gefördert und gefährdete Körperstellen sind entlastet.

Die patienten-/bewohnerindividuell geplanten Interventionen zur Druckentlastung durch Förderung der Eigenbewegung, Unterstützung bei der Positionierung, vollständige Freilage stark gefährdeter Körperstellen und/oder Vermeidung therapiebedingter Druck- und Scherkrafteinwirkung werden schriftlich als Teil der Patienten-/Bewohnerakte festgehalten.

Der primäre Zweck liegt darin, dass alle an der Versorgung Beteiligten, inkl. der Patienten/Bewohner und ggf. deren Angehörige, die geplanten Interventionen kennen und die Umsetzung nachvollziehen und gegebenenfalls unterstützen können.

Ist eine Eigenbewegung nicht oder nicht ausreichend möglich, sind entsprechende Maßnahmen zu planen. Erforderlich sind Angaben zur genauen Form der Bewegungsunterstützung oder Positionierung, zu den ausgewählten Hilfsmitteln, zur geplanten Häufigkeit und Dauer der Durchführung, zu relevanten Patienten-/Bewohnerfaktoren für die Durchführung (z. B. Präferenzen, Schmerzbelastung, Sturzrisiko) sowie zum spätesten Zeitpunkt der wiederholten Einschätzung und den zugrunde liegenden Kriterien. Die Durchführung der Interventionen, die Ergebnisse der regelmäßigen Verlaufsbeobachtungen und ggf. vorgenommene Änderungen sind vollständig, inhaltlich plausibel und für alle Beteiligten leicht nachvollziehbar zu dokumentieren. Das heißt, Abweichungen von geplanten Interventionen, inkl. der Nichtdurchführung, sind zu begründen und Konsequenzen für das weitere Vorgehen sind transparent zu machen.

S5a Die Pflegefachkraft verfügt über die Kompetenz, die Notwendigkeit und die Eignung druckverteilender und -entlastender Hilfsmittel zu beurteilen und diese zielgerichtet einzusetzen.

Druckverteilende und -entlastende Hilfsmittel reduzieren die auf ein bestimmtes Areal einwirkende Belastung. Dies geschieht z. B. durch die Vergrößerung der Auflagefläche durch spezielle Auflagensysteme oder Matratzen (Weichlagerungssysteme), die über druckverteilende Mechanismen verfügen, bzw. durch den Einsatz von Wechseldrucksystemen, die für eine temporäre Druckentlastung sorgen. Im Vordergrund steht auch beim Einsatz von druckverteilenden und -entlastenden Hilfsmitteln die Bewegungsförderung des Patienten/Bewohners. Bevor ein Hilfsmittel eingesetzt wird, muss geprüft werden, ob es tatsächlich die für den Patienten/Bewohner richtige Maßnahme ist.

Das beste Hilfsmittel gibt es nicht, denn die Qualität eines Hilfsmittels richtet sich vielmehr immer nach dem Grad des individuellen Nutzens für den Patienten/Bewohner. Der Hilfsmitteleinsatz muss daher immer auf den betroffenen Menschen abgestimmt werden. Jeder Patient/Bewohner bringt andere Voraussetzungen in die pflegerische Situation mit ein (u. a. körperliche und psychische Konstitution). Diese müssen bei der Auswahl des geeigneten Hilfsmittels berücksichtigt werden. Weiterhin ist es wesentlich, die prioritären Pflege- und Therapieziele, die mit dem Patienten/Bewohner angestrebt werden, in diese Entscheidungsfindung mit einzubeziehen (z. B. Schmerzreduktion, Bewegungsverbesserung, Ruhigstellung). Bei der Abwägung für oder gegen ein Hilfsmittel sollte auch die Berücksichtigung möglicher Nachteile, wie z. B. die Einschränkung der Eigenbewegung in Spezialbetten oder Geräuschbelästigung, einfließen. Optimale Druckverteilung als alleiniges Auswahlkriterium für ein Hilfsmittel reicht in komplexen klinischen Situationen nicht aus. In der Verfahrensregel können die in der Einrichtung verfügbaren Hilfsmittel aufgezählt werden und mit Entscheidungshilfen ergänzt werden.

Die einzusetzenden Hilfsmittel zur Druckverteilung sollen nach folgenden Kriterien ausgewählt werden:

- den prioritären Pflege- und Therapiezielen;
- den Möglichkeiten der Eigenbewegung des Patienten/Bewohners;
- den gefährdeten Körperstellen;
- dem Gewicht des Patienten/Bewohners;
- der Abwägung von Kosten und Nutzen;
- den Präferenzen und Wünschen des Patienten/Bewohners.

Die Pflegefachkraft muss über ausreichende Kenntnisse zum Umgang mit dem ausgewählten Hilfsmittel verfügen. Darüber hinaus kann es notwendig sein, bauliche Gegebenheiten, wie Statik eines Gebäudes/Raumes oder den notwendigen Platz für ein Hilfsmittel als Kriterium mit in den Entscheidungsprozess einzubeziehen. Hilfsmittel sollten so ausgewählt werden, dass sie in der jeweiligen Pflegesituation praktikabel einsetzbar sind und wirtschaftliche Aspekte im Sinne der Vermeidung einer Überversorgung berücksichtigen.

S5b Die Einrichtung stellt sicher, dass dem Risiko des Patienten/Bewohners entsprechende Wechseldruck- oder Weichlagerungssysteme unverzüglich zugänglich sind.

Dekubitusgefährdete Patienten/Bewohner müssen unverzüglich nach der Risikoerkennung eine entsprechende Prophylaxe, primär eine Druckentlastung (z. B. Positionswechsel, Bewegungsförderung), erhalten. Ist die Druckentlastung nicht möglich bzw. nicht ausreichend, sollten ergänzend druckverteilende und druckentlastende Hilfsmittel eingesetzt werden (s. Kap. 3.6).

Funktion	Anwendungsbereich	Art	Beispiele
Intermittierende Entlastung (aktiv)	Ganzköper	Wechseldruckmatratzen oder -auflagen	Automatische oder manuelle Wechseldruckmatratzen beziehungsweise Auflagen mit oder ohne Luftstrom, Glaskugelbetten, Seitenlagerungssysteme (ein- oder mehrteilig)
Kontinuierliche Weichlagerung (reaktiv)	Ganzkörper	Weichlagerungsmatratzen oder -auflagen	Schaumstoffmatratzen, luftgefüllte Matratzen, Seitenlagerungssysteme (ein- oder mehrteilig), Polymer-, Elastomer-, Fluid-Gelmatratzen, OP-Tisch-Auflagen, Low-air-loss
Kombinierte Systeme	Ganzkörper	Kombination aus Wechseldrucksystemen und Weichlagerungssystemen (Matratzen oder Auflagen)	Automatische oder manuelle Schaumstoff-Luftkissenmatratzen, kombinierte Weichlagerungs- und Wechseldrucksysteme, multizelluläre oder modulare Systeme
Intermittierende Entlastung (aktiv)	Teilkörper: Gesäß, Rücken, Ferse	Wechseldruckauflagen oder Kissen	Luftgefüllte Wechseldruckkissen
Kontinuierliche Weichlagerung (reaktiv)	Teilkörper: Gesäß, Rücken, Ferse, Hüfte	Weichlagerungsauflagen oder Kissen	Weichpolsterkissen, Schaumstoffkissen, Polymer-, Elastomer-, Fluid-Gelkissen, Hybridsysteme, Schaffell, Hüftprotektoren
Kombinierte Systeme	Teilkörper: Gesäß, Rücken, Ferse	Kombination aus Wechseldrucksystemen und Weichlagerungssystemen (Auflagen, Kissen)	kombinierte Weichlagerungs- und Wechseldrucksysteme, multizelluläre oder modulare Systeme

Tabelle 2: Definition von Matratzen- und Auflagentypen nach Funktion und Art

Studien verweisen darauf, dass eine Anwendung von Weichlagerungssystemen, d. h. Matratzen, die eine kontinuierliche Weichlagerung ermöglichen, den üblichen Standardmatratzen vorzuziehen ist. Bei Patienten/Bewohnern, die aufgrund gesundheitlicher Einschränkungen nicht so häufig oder gar nicht umpositioniert werden können, wird der Einsatz von Wechseldrucksystemen empfohlen (s. Kap. 3.6). Da die Zeitspanne bis zum Auftreten eines Dekubitus sehr kurz sein kann, empfiehlt die

Expertenarbeitsgruppe die Bereitstellung von Weichlagerungsmatratzen als Standardmatratze für Patienten/Bewohner mit einem Dekubitusrisiko, um von Beginn an die Gefahr einer Unterversorgung zu minimieren.

In den stationären Einrichtungen stehen entsprechende Hilfsmittel zur Verfügung oder können, z. B. im Falle von Spezialbetten, unverzüglich beschafft werden. Bis zum Einsatz der Hilfsmittel sorgt die Pflegefachkraft durch individuell angepasste Bewegungen für regelmäßige Druckentlastung. Die Pflegefachkräfte sind regelmäßig zu den zur Verfügung stehenden druckentlasten, -verteilenden Hilfsmitteln zu schulen. Zusätzlich müssen in den Einrichtungen Informationen (Herstellerhinweise, Bedienungsanleitungen, Eigenschaften und Eignungen) zu den einzelnen Hilfsmitteln verfügbar sein. Außerdem muss geklärt sein, wer in der Einrichtung für die Intaktheit und Angemessenheit der Hilfsmittel verantwortlich ist.

In der ambulanten Pflege nach dem SGB XI erfolgt die Versorgung mit Hilfsmitteln durch die Pflegekassen, sofern sie wegen Krankheit oder Behinderung nicht durch die Krankenversicherung oder andere zuständige Leistungsträger übernommen wird (§ 40 SGB XI). Daher halten ambulante Pflegedienste nur selten Pflegehilfsmittel vor. Aufgabe der Pflegefachkraft ist es daher, die Pflegekasse bzw. bei Zuständigkeit der Krankenversicherung den behandelnden Arzt über die Notwendigkeit und Dringlichkeit des Einsatzes eines Hilfsmittels zur Dekubitusprophylaxe zu informieren und eine entsprechende Verordnung bzw. Bereitstellung anzuregen und diesen Vorgang zu dokumentieren. Der Zeitraum, in dem ein entsprechendes Hilfsmittel für den pflegebedürftigen Patienten/Bewohner zur Verfügung steht sowie die Verfügbarkeit eines adäquaten Hilfsmittels, sind aufgrund dieser strukturellen Gegebenheiten durch die Pflegefachkraft in der ambulanten Pflege nur bedingt zu beeinflussen.

P5 Die Pflegefachkraft wendet zusätzlich zu druckentlastenden Maßnahmen geeignete druckverteilende und -entlastende Hilfsmittel an, wenn der Zustand des Patienten/Bewohners eine ausreichende Bewegungsförderung nicht zulässt.

Ist Bewegungsförderung allein nicht ausreichend, beispielsweise bei Patienten/Bewohnern mit Kachexie, eingeschränkter Mobilität, fehlender Eigenbeweglichkeit oder wegen krankheits- und/oder therapiebedingter Kontraindikationen nicht möglich (z. B. bei Kreislaufinstabilität, ARDS-Syndrom, Verbrennungen, Polytrauma), muss eine unverzügliche Druckverteilung bzw. -entlastung mit geeigneten Hilfsmitteln erreicht werden (s. Kap. 3.6). Die Beschaffung dieser Hilfsmittel erfolgt gemäß der internen Verfahrensregelung.

Je nach individuellem Risiko kann bereits eine kurzzeitige Einwirkung von erhöhtem Druck und/oder Scherkräften zu Dekubitus führen. Aus diesem Grund muss unverzüglich, d. h. ohne zeitliche Verzögerung, eine Druckverteilung bzw. -entlastung eingeleitet werden. Druckverteilung kann durch eine Vergrößerung der Auflagefläche durch Weichlagerungssysteme erreicht werden. Druckverteilung kann aber auch durch spezielle Positionierungen erreicht werden, mit denen die Auflagefläche des Patienten/Bewohners vergrößert wird und der Druck auf disponierte Stellen verringert wird. Durch intermittierende Wechseldrucksysteme kann eine Druckentlastung erreicht werden. Patienten/Bewohner mit einer Querschnittlähmung sollten grundsätzlich auf einer druckverteilenden Unterlage sitzen.

Zusätzlich kann, zwar mit eher schwacher Evidenz, die Verwendung von scherkraftreduzierenden Auflagen (s. Kap. 3.7.1, z. B. Silikonschaumauflagen) erwogen werden, wenn das Dekubitusrisiko als besonders hoch angesehen wird und andere Maßnahmen nicht möglich sind. Die Expertenarbeitsgruppe empfiehlt solche speziellen Auflagen insbesondere für Fersen, Nasen- und Kreuzbein. In allen anderen Fällen behält die Bewegungsförderung als wesentlicher Bestandteil einer effektiven Dekubitusprophylaxe auch bei Anwendung druckverteilender und scherkraftreduzierender Auflagen und Matratzen oberste Bedeutung. Bei der Entlassung sind die konkreten Hilfsmittel zu benennen und ggf. die Beschaffung zu initiieren, so dass es zu keinem Versorgungsengpass bei der nachfolgenden Betreuung kommt.

Als ungeeignete Hilfsmittel für die Freilage von Körperstellen haben sich spezielle Ringe erwiesen, da ihr Einsatz zu einer erhöhten Druckeinwirkung an den Seitenrändern der Materialien führt. Ebenfalls nicht empfohlen wird der Einsatz von Fellen jeder Art, Watteverbänden und Wassermatratzen wegen der fehlenden Belege für die Wirksamkeit bzw. auch wegen des Nachweises der Unwirksamkeit bezüglich der Druckverteilung. Auch die Anwendung von Hydrokolloid-Pflastern an den Fersen oder der Einsatz von Fellen oder Schaumstoffen kann aufgrund methodisch unzureichender Forschungsergebnisse nicht zur Druckentlastung empfohlen werden. Ist eine Freilage der Fersen nicht möglich, muss über den Einsatz einer druckverteilenden Matratze nachgedacht werden.

Grundsätzlich sollten immer eine individuelle Hautreinigung, -schutz und -pflege erfolgen. Die Haut sollte sauber und trocken gehalten werden (s. Kap. 3.7.2). Insbesondere bei vorliegender Inkontinenz sollten Produkte zum Schutz der Hautbarriere verwendet werden. Spezielle Hautpflegeprodukte zur Vermeidung eines Dekubitus können nicht empfohlen werden. Maßnahmen zum Hautschutz und zur Hautpflege sind als Ergänzung zu den druckentlastenden/-verteilenden Maßnahmen anzusehen.

Besonderheiten bei Kindern

Die Auswahl von druckverteilenden Hilfsmitteln sollte entsprechend der individuellen Gesundheitssituation und der Vorlieben des Kindes erfolgen. Es sollten nur für Kinder geeignete Wechseldrucksysteme ausgewählt werden. Dabei ist das empfohlene Körpergewicht gemäß der Herstellerangaben zu berücksichtigen, damit das System seine Wirkung adäquat entfalten kann (s. Kap. 3.6.5). Insbesondere die Kammergröße des Wechseldrucksystems spielt bei der Auswahl eine wichtige Rolle, da die Gefahr besteht, dass kleine Kinder in die Spalten der nicht belüfteten Kammern sinken. Wechseldrucksysteme mit durchgehend gefüllten Kopfkammern, können ein erhöhtes Druckrisiko für den Hinterkopf der Kinder darstellen.

Auch bei Kindern kann die Verwendung von synthetischen oder medizinischen Schaffellen sowie wassergefüllten Handschuhen oder „Doughnout type devices" zur Druckentlastung nicht empfohlen werden (s. Kap. 3.6.5).

Beim Einsatz von Hilfsmitteln zur Positionierung sollte die individuelle Situation des Kindes berücksichtigt werden und Konzepte wie sanfte Betreuung, NIDCAP, Basale Stimulation, Kinästhetik (Infant Handling) mit einfließen. Bei Früh- und Neugeborenen sowie Säuglingen ist die Gewährleistung der optimalen Schlafumgebung zur Prophylaxe des plötzlichen Kindstods ebenfalls ein wichtiger Faktor, den es zu berücksichtigen gilt.

Weiter stellen externe Hilfsmittel und medizinische Geräte ein besonderes Risiko für Kinder aller Altersstufen dar (s. Kommentierung zu P4). Aufgrund der teils nicht verfügbaren idealen Größe von solchen Hilfsmittel und dem raschen klinischen Verändern des Gesundheitszustandes des Kindes insbesondere im Neugeborenenalter (z. B. Ödembildung, Zentralisierung, Stoffwechselveränderungen) sollen medizinische Hilfsmittel wenn immer möglich unterpolstert werden und regelmäßig auf die passende und korrekte Stellung hin kontrolliert werden. (mind. alle 2-4 Stunden).

E5 Der Patient/Bewohner befindet sich unverzüglich auf einem für ihn geeigneten druckverteilenden und -entlastenden Hilfsmittel.

Mit dieser Aussage wird dem bei der Dekubitusprophylaxe wesentlichen Zeitfaktor Rechnung getragen, indem durch das Wort „unverzüglich" der unmittelbare Handlungsbedarf deutlich gemacht wird. Hilfsmittel müssen individuell ausgewählt werden, je nach Grad der Mobilität, oder auch z. B. nach Größe und Gewicht des Patienten/Bewohners. Der Patient/Bewohner ist über den geplanten Einsatz der Hilfsmittel informiert und damit einverstanden. Im ambulanten Setting erfolgt eine unverzügliche Information der Kranken-/Pflegekasse. Gegebenenfalls muss dort auch die Umversorgung von einem Weichlagerungssystem auf ein Wechseldrucksystem beantragt werden, wenn eine ausreichende Umpositionierung nicht möglich ist.

S6a Die Pflegefachkraft verfügt über die Kompetenz, die Effektivität der prophylaktischen Maßnahmen zu beurteilen.

S6b Die Einrichtung stellt Ressourcen zur Erfassung von Dekubitus sowie zur Bewertung der Dekubitusprophylaxe zur Verfügung.

Maßnahmen zur Dekubitusprophylaxe müssen regelmäßig auf ihre Wirksamkeit und ihre Akzeptanz hin überprüft werden. Ziel der prophylaktischen Maßnahmen ist die Vermeidung des Auftretens von Dekubitus unter Berücksichtigung der Wünsche und Bedürfnisse des Patienten/Bewohners. Das bedeutet, dass bei der Evaluation zu prüfen ist, ob der Umfang der Maßnahmen noch dem aktuellen Dekubitusrisiko entspricht und welche Auswirkungen die Maßnahmen gegebenenfalls auf die Lebensqualität des Patienten/Bewohners haben.

Es gibt keine verlässlichen wissenschaftlichen Erkenntnisse dazu, in welchem Maße die Entwicklung eines Dekubitus bei bestimmten Patienten-/Bewohnergruppen durch effektive prophylaktische Maßnahmen vermieden werden kann (s. Kap. 3.1.1). Dennoch hält die Expertenarbeitsgruppe die Vermeidung des Auftretens eines Dekubitus für ein zentrales Ergebniskriterium. Um Dekubitus zu erkennen und beurteilen zu können, muss die Pflegefachkraft entsprechende diagnostische Kriterien kennen, diese bei der Hautinspektion sicher anwenden und das Ergebnis der Risikoeinschätzung sachgerecht dokumentieren können. Dabei sind stets der Mobilitätsstatus, der beeinträchtigte Hautzustand und Durchblutungsstörungen im Fokus.

Im Einklang mit der aktuellen Leitlinie von NPUAP/EPUAP/PPPIA (2014) sind Dekubitus im vorliegenden Expertenstandard definiert als „eine lokal begrenzte Schädigungen der Haut und/oder des darunter liegenden Gewebes, typischerweise über knöchernen Vorsprüngen befinden, infolge von Druck oder Druck in Verbindung mit Scherkräften". Aus dieser Definition geht unter anderem hervor, dass Dekubitus in der Haut (Schädigung der Epidermis und Dermis) und/oder darunter liegenden Gewebeschichten (z. B. subcutanes Fettgewebe, Muskulatur) entstehen können. Die Haut kann dabei (zunächst) intakt sein. Nicht wegdrückbare Rötungen oder dunkle Verfärbungen bei intakter Haut werden als ein Indikator für eine bereits stattgefundene Gewebeschädigung angesehen. In Anlehnung an den Expertenstandard „Pflege von Menschen mit chronischen Wunden" wird für die Dekubitusdiagnostik die Verwendung der Klassifikation der NPUAP/EPUAP/PPPIA (2014) empfohlen. Danach wird entsprechend der betroffenen Gewebeschichten zwischen vier Dekubituskategorien unterschieden (s. Kap. 3.1.2). Die Dekubituskategorie 1 ist eine Druckzone mit einer nicht wegdrückbaren Rötung bei intakter Haut und stellt einen Hinweis auf ein erhöhtes Risiko für tiefere Dekubitus dar. Kategorie 2 bezieht sich auf einen oberflächlichen Hautschaden bis zur Dermis reichend, die Kategorien 3 und 4 auf tiefe Gewebeschädigungen. Zwei zusätzliche Kategorien beschreiben Dekubitus mit unklarer Tiefe (s. Kap. 3.1.2).

Für die Evaluation der Wirksamkeit prophylaktischer Maßnahmen ist neben der Kontrolle des Hautzustandes auch die in individuell festgelegten Abständen wiederholte Dekubitusrisikoeinschätzung (s. Kommentierung zu P1) wichtig, um vorliegende Risikofaktoren zu überprüfen. Inwieweit durch die eingeleiteten Prophylaxemaßnahmen das Auftreten eines Dekubitus vermieden werden kann, hängt außerdem von der Akzeptanz seitens der betroffenen Person und von möglichen ungünstigen Nebenwirkungen, z. B. Schmerzen oder beeinträchtigtem Komfort, ab. Pflegefachkräfte müssen in der Lage sein, unerwünschte Wirkungen der eingeleiteten Maßnahmen und Probleme bei der Akzeptanz zu erkennen.

Studien zur Reliabilität (Zuverlässigkeit) der pflegerischen Identifizierung von Dekubitus verweisen auf eine beträchtliche Fehleranfälligkeit der pflegerischen Dekubitusdiagnostik. Schwierig sind danach besonders die Erkennung von Dekubitus Kategorie 1 sowie die Abgrenzung des Dekubitus der ersten oder zweiten Kategorie von Läsionen anderer Genese (s. Kommentierung zu P1). Laut aktueller Klassifikation ist ein Dekubitus 1 definiert als eine lokal begrenzte, nicht wegdrückbare Rötung ansonsten intakter Haut. Das gerötete Areal kann schmerzhaft, fest oder weich sowie wärmer oder kälter im Vergleich zur angrenzenden Körperoberfläche sein. Ein besonderes Augenmerk muss auf Personen mit dunkler Hautfarbe gerichtet sein, da Hautrötungen schlecht zu erkennen sind. Die Pflegefachkraft muss in der Lage sein, einen Dekubitus Kategorie 1 von einer inkontinenzassoziierten Dermatitis (IAD) zu unterscheiden, sowie traumatisch oder iatrogen bedingte Hautveränderungen, die ein ähnliches Erscheinungsbild wie Dekubitus der Kategorie 1 oder 2 aufweisen, davon abzugrenzen.

International wird daher die regelmäßige Schulung der Pflegefachkräfte empfohlen. Bei Schulungen sind strukturiert Wissen und Fertigkeiten hinsichtlich Ätiologie und Risikofaktoren für Dekubitus, der Durchführung der Hautinspektion und der Risikoeinschätzung, der Durchführung von prophylaktischen Maßnahmen mit und ohne Hilfsmittel und der diagnostischen Beurteilung von Dekubitus zu vermitteln. Die Anwendung dieser Kenntnisse und Fähigkeiten ist zu üben. Für die Evaluation der Wirksamkeit prophylaktischer Maßnahmen ist neben der Kontrolle des Hautzustandes auch die in individuell festgelegten Abständen wiederholte Dekubitusrisikoeinschätzung wichtig, um vorliegende Risikofaktoren zu überprüfen. Inwieweit durch die eingeleiteten Prophylaxemaßnahmen das Auftreten eines Dekubitus vermieden werden kann, hängt außerdem von der Akzeptanz seitens des betroffenen Patient/Bewohners und von möglichen ungünstigen Faktoren, z. B. Schmerzen, beeinträchtigter Komfort oder kognitive Einschränkungen ab. Pflegefachkräfte müssen in der Lage sein, unerwünschte Wirkungen der eingeleiteten Maßnahmen und Probleme bei der Akzeptanz zu erkennen.

Für die Durchführung von internen Audits und Indikator-Erhebungen sind entsprechende Ressourcen zur Verfügung zu stellen und dafür Sorge zu tragen, dass die Ergebnisse den beteiligten Berufsgruppen zur Verfügung gestellt werden.

P6 Die Pflegefachkraft begutachtet den Hautzustand des gefährdeten Patienten/Bewohners in individuell zu bestimmenden Zeitabständen.

Die Hautinspektion dient einerseits der Überprüfung der Effektivität eingeleiteter Prophylaxemaßnahmen und ist andererseits Teil der Risikoeinschätzung. Die Durchführung eines systematischen, engmaschigen Hautassessments als Teil des Risikoassessments wird in allen Leitlinien empfohlen. Bei als dekubitusgefährdet eingestuften Patienten/Bewohnern richten sich die Intervalle der Hautinspektion nach den festgelegten Intervallen für die wiederholte Einschätzung (s. Kommentierung zu P1). Hautinspektionen müssen darüber hinaus bei Verschlechterung des Allgemeinzustandes und bei jedem Lagewechsel durchgeführt werden.

Bei der Beurteilung der Effektivität der eingeleiteten Prophylaxemaßnahmen ist das aktuelle Dekubitusrisiko einzubeziehen. Die Hautinspektion muss sich auf die gesamte Körperoberfläche des Patienten/Bewohners erstrecken, wobei den vorrangig betroffenen Stellen (Prädilektionsstellen) besondere Aufmerksamkeit zu schenken ist. Prädilektionsstellen für Dekubitus sind Areale über knöchernen Vorsprüngen bzw. mit dünner Unterhautschicht, z. B. Ferse, Kreuzbein, Sitzbein, Knöchel, Trochanter. Bei der Hauteinschätzung wird auf das Vorhandensein individueller Knochenvorsprünge (z. B. Kyphose der Wirbelsäule, Kontrakturen) geachtet. Bei Säuglingen ist insbesondere der Hinterkopf auf Veränderung der Hautfarbe und Hautbeschaffenheit hin zu untersuchen. Zu berücksichtigen sind auch Körperstellen, die aufgrund medizinischer Hilfsmittel (Schienen, Sonden) erhöhten Druck- und/oder Scherkräften ausgesetzt sind. Der Hautzustand sollte auf Anzeichen von druckbedingten Veränderungen hin untersucht werden, wie z. B. das Abblassen der Haut, wegdrückbare Rötung, nichtwegdrückbare Rötung, lokale Wärme, Ödeme, Verhärtungen und Läsionen.

Bei Auftreten eines Dekubitus gleich welcher Kategorie sind das Dekubitusrisiko (s. Kommentierung zu P1) und die angewandten prophylaktischen Maßnahmen zu überprüfen. Ist ein Dekubitus Kategorie 2 oder höher diagnostiziert, sind in der Versorgung die weiteren Inhalte des Expertenstandards „Pflege von Menschen mit chronischen Wunden" (DNQP 2015) zu berücksichtigen.

Hat sich das Risiko erhöht, sind bisherige Maßnahmen möglicherweise nicht ausreichend. Auch bei einer Verringerung des Risikos ist eine Überprüfung der aktuellen Maßnahmen indiziert, um Belastungen durch gegebenenfalls nicht mehr erforderliche Maßnahmen zu vermeiden. Für das Vorgehen und die Häufigkeit der Risikoeinschätzung gelten die Erläuterungen in der Kommentierung zu P1. Zur Evaluation gehört auch die regelmäßige Überprüfung der Intaktheit der verwendeten Hilfsmittel. Bei Unklarheit bezüglich geeigneter Interventionen oder bei Entstehung eines Dekubitus Kategorie 4 wird die Durchführung einer intra- und/oder interprofessionellen Fallkonferenz/Fallbesprechung empfohlen. Die Ergebnisse der Fallkonferenz werden dokumentiert.

Um die Auswirkungen der initiierten prophylaktischen Maßnahmen beurteilen zu können, muss die Pflegefachkraft kontinuierlich und aktiv auch auf mögliche unerwünschte Wirkungen wie Schmerzen oder beeinträchtigten Komfort achten und die Prophylaxe dementsprechend anpassen. Solche Nebenwirkungen können auch Grund dafür sein, dass die eingeleiteten Maßnahmen vom Patienten/Bewohner nicht akzeptiert werden. In diesen Fällen ist gemeinsam mit dem Patienten/Bewohner bzw. dessen familiären Bezugspersonen nach alternativen Lösungen zu suchen.

E6a Der Patient/Bewohner hat keinen Dekubitus.

E6b In der Einrichtung liegen Zahlen zur Dekubitushäufigkeit sowie zur Wirksamkeit der Dekubitusprophylaxe vor.

Ziel der Dekubitusprophylaxe ist die Vermeidung des Auftretens eines Dekubitus. Der Grad, bis zu dem dieses Ziel erreicht werden kann, lässt sich nach aktuellem Stand der Erkenntnisse nicht beziffern. Zum einen ist es möglich, dass objektiv laut Risiko erforderliche Maßnahmen nicht angewandt werden können, da

- sie kontraindiziert sind bzw. aus gesundheitlichen Gründen nicht durchgeführt werden können (z. B. Bewegungsförderung bei Verletzungen der Wirbelsäule);
- sie von den Betroffenen nicht akzeptiert werden;
- andere Pflegeziele höhere Priorität haben (z. B. in der terminalen Lebensphase).

Zum anderen hängt die Dekubitusentstehung von einer Vielzahl weiterer, bisher nicht endgültig geklärter Faktoren ab, weshalb auch eine maximal erreichte Druckentlastung oder -verteilung unter Umständen nicht ausreichend sein kann, um die Entstehung eines Dekubitus zu verhindern.

Das Ergebnis der Überwachung des Hautzustandes und gegebenenfalls vorgenommene Anpassungen der prophylaktischen Maßnahmen sind so dokumentiert, dass sie von allen am Versorgungsprozess Beteiligten eingesehen und nachvollzogen werden können. Dokumentiert sind auch der aktuelle Risikostatus, festgestellte ungünstige Nebenwirkungen der prophylaktischen Maßnahmen sowie andere Gründe der Nichtanwendung bestimmter Maßnahmen. Den Mitarbeitern werden die Ergebnisse aus Audit- und Indikatorerhebungen zur Verfügung gestellt.

Jeder Patient/Bewohner mit einem Dekubitus ist erfasst, analysiert und evaluiert in Hinblick auf die Entstehungsursache und den Ort der Entstehung. Damit erhält die Einrichtung eine sachliche Bewertung der Dekubitusentstehung in der eigenen Einrichtung und der Aufnahme von Patienten/Bewohner mit einem Dekubitus aus einem anderen Setting und/oder anderen Einrichtung. Die Expertenarbeitsgruppe empfiehlt diese Daten auszuwerten, transparent den Pflegefachkräften zur Verfügung zu stellen und zielgruppenspezifische Interventionen abzuleiten.

3 Literaturstudie

Jan Kottner, Elisabeth Hahnel, Andrea Lichterfeld-Kottner

3.1 Hintergrund

3.1.1 Definition, Ätiologie und Pathogenese von Dekubitus

In der aktuellen gemeinsamen Leitlinie des National Pressure Ulcer Advisory Panel (NPUAP), des European Pressure Ulcer Advisory Panel (EPUAP) und der Pan Pacific Pressure Injury Alliance (PPPIA) von 2014 wird ein Dekubitus definiert als „eine lokal begrenzte Schädigung der Haut und/oder des darunter liegenden Gewebes, typischerweise über knöchernen Vorsprüngen, infolge von Druck oder Druck in Verbindung mit Scherkräften." Aus dieser Definition geht unter anderem hervor, dass Dekubitus in der Haut (Epidermis und Dermis) und/oder darunter liegenden Schichten (z. B. subkutanes Fettgewebe, Muskulatur) entstehen können. Die Haut kann dabei (zunächst) intakt sein.

Dekubitus entstehen durch länger andauernde Verformung (Kompression und Scherung) weicher Gewebe zwischen festen körperinneren Strukturen wie Knochen, Sehnen, Bändern oder Knorpeln und äußeren festen Körpern wie Sitz- und Auflageflächen oder anderen „harten" Gegenständen (z. B. körpernahe medizinische Geräte), die auf die Haut und darunter liegende weiche Gewebe von außen mechanisch einwirken. Dabei ist „länger andauernd" nicht exakt definiert. Zumindest muss dieser Prozess mehrere Minuten bis Stunden anhalten, um zu einem Dekubitus zu führen. Davon abzugrenzen ist die traumatische Verletzung, welche innerhalb vom Zehntel einer Sekunde stattfindet. Innerhalb der letzten Jahre ist man im englischsprachigen Raum entsprechend dazu übergegangen, eher den Begriff „pressure injury" (Druckverletzung) statt „pressure ulcer" (Druckgeschwür) zu verwenden. Es scheint jedoch so, dass beide Bezeichnungen Limitierungen aufweisen und im Deutschen der Begriff Dekubitus das Phänomen sehr gut charakterisiert.

Unter welchen Bedingungen es genau zu einem Dekubitus kommt, ist bislang nur teilweise klar. Hauptursache für die unzureichende Vorhersagbarkeit ist die extreme Komplexität der Dekubitusentstehung und die Interaktion zwischen den zahlreichen externen Einflüssen (z. B. Beschaffenheit der Auflagefläche, Dauer der Krafteinwirkung), und internen Risiken (z. B. Körperstelle, Körperbau, Geometrie der Knochen, Grunderkrankungen, Körpergewicht) und Kompensationsmechanismen (z. B. Durchblutungssituation) (z. B. Bergstrand et al. 2015). Fest steht, je länger die Verformung weicher Gewebe anhält, und je stärker die Verformung ist, desto höher ist die Wahrscheinlichkeit des Auftretens von Dekubitus. Präzise Angaben von Auflagedrücken oder Zeiträumen sind nicht möglich.

Folgende Hauptmechanismen im Gewebe führen zum druckbedingten Zelltod (NPUAP/EPUAP/PPPIA 2014; Oomens et al. 2015):

1. Direkte mechanische Deformation: Werden lebende Zellen über eine bestimmte Zeit und über ein bestimmtes Maß hinaus verformt, gehen diese zugrunde. Muskelzellen sind besonders anfällig für diese Art der Schädigung. Die Zellen der Haut sind demgegenüber vergleichsweise widerstandsfähig. Während der Einwirkung sehr hoher Kräfte können druckbedingte Muskelnekrosen innerhalb weniger Minuten auftreten. Dieser Weg der Dekubitusentstehung wird auch als direkter Deformationsschaden (Engl.: direct deformation damage) bezeichnet.
2. Okklusion von Blut- und Lymphgefäßen: Während der Deformation weicher Gewebe werden die Blutgefäße komprimiert. Es kommt zum einen zu einer Minderversorgung des Gewebes mit Sauerstoff (Hypoxie) und anderen Nährstoffen, zum anderen akkumulieren Stoffwechselprodukte was zu einer lokalen Azidose führt. Beim Eintreten der Wiederdurchblutung können die akkumulierten Stoffwechselprodukte (u. a. freie Radikale) lokale Entzündungen hervorrufen

(Engl.: reperfusion injury). Ischämische Zustände treten bereits bei geringen Deformationen auf, jedoch ist die Zeitspanne bis zum Auftreten erster Gewebeschäden vergleichsweise lang. Auch hängt die Wahrscheinlichkeit des Auftretens ischämisch bedingter Schäden vom Gewebetyp ab. Zum Beispiel ist Muskelgewebe wesentlich anfälliger gegenüber einer Minderdurchblutung als die Haut.

Beide zellulären Mechanismen der Dekubitusentstehung sind nicht getrennt voneinander zu betrachten. Höchstwahrscheinlich findet eine gegenseitige Verstärkung beider Prozesse statt (z. B. Xiao et al. 2014).

Basierend auf der oben genannten Dekubitusdefinition und den Hauptentstehungswegen wird heute davon ausgegangen, dass sich Dekubitus initial in besonders anfälligen Geweben, insbesondere in der Muskulatur entwickeln (Tiefe Gewebeschädigung, Engl: deep tissue injury). Dabei kann die darüber liegende Haut intakt sein. Im weiteren Verlauf können diese lokalen Nekrosen unter günstigen Umständen resorbiert und geschädigtes Gewebe regeneriert werden, oder es kommt zu einem Fortschreiten des Dekubitus, der ggf. nach einer gewissen Zeit als tiefe Wunde (Dekubitus Kategorie 3 oder 4) sichtbar wird (Aoi et al. 2009). Tiefe Gewebeschäden müssen sich somit nicht zwangsläufig zu offenen Dekubitus weiterentwickeln. Primärschädigungen in allen anderen Gewebeschichten (z. B. Dermis) sind je nach anatomischen Gegebenheiten und Risikokonstellationen auch möglich.

Schließlich hängt das Fortschreiten von Dekubitus im Gewebe vom Ausmaß und Charakter der initialen Schädigung ab. Lokale Nekrosen verursachen eine lokale Inflammation und Änderungen der mechanischen Eigenschaften an dieser Stelle. Die Wahrscheinlichkeit für eine Ausbreitung des Dekubitus im Gewebe nimmt beispielsweise zu, je stärker die lokale mechanische Festigkeit zunimmt (Shoham & Gefen 2012) und je ineffizienter körpereigene Reparaturmechanismen sind, z. B. im höheren Lebensalter (z. B. Jagannathan & Tucker-Kellogg 2015; Stojadinovic et al. 2013).

3.1.2 Dekubitusklassifikation

Mitte der 1970er Jahre wurde die erste formale Dekubitusklassifikation veröffentlicht (Shea 1975). Seit dem gab es unzählige Revisionen, Anpassungen und Weiterentwicklungen (Kottner et al. 2009). Ganz aktuell hat die NPUAP im April 2016 eine erneute Revision verabschiedet und veröffentlicht. In der sich in Vorbereitung befindlichen ICD-11 sieht die Dekubitusklassifikation wieder anders aus. Es ist an dieser Stelle unmöglich zu entscheiden, welche Klassifikation die „richtige" ist. Anwender müssen stattdessen die Frage beantworten, ob die gewählte Klassifikation den richtigen Zweck erfüllt. Der Zweck reicht von der Forschung, über Qualitätsvergleiche, Vergütung bis hin zu juristischer Absicherung. Es gibt keine Klassifikation, die alle Anforderungen in gleicher Weise erfüllt. In Tabelle 3 sind beispielhaft zwei Dekubitusklassifikationen dargestellt, die aktuell für Deutschland relevant sind. Für den SGB V Bereich in Deutschland ist derzeit die ICD-10 ausschlaggebend.

	NPUAP, EPUAP, PPPIA 2014[1]	ICD-10-GM 2016[2]
Kategorie I/ Stadium I	Intakte Haut mit nicht wegdrückbarer Rötung eines lokalen Bereichs gewöhnlich über einem knöchernen Vorsprung. Bei dunkel pigmentierter Haut ist ein Abblassen möglicherweise nicht sichtbar, die Farbe kann sich aber von der umgebenden Haut unterscheiden. Der Bereich kann schmerzhaft, härter, weicher, wärmer oder kälter im Vergleich zu dem umgebenden Gewebe sein. Es kann schwierig sein, Kategorie/Stadium I bei Personen mit dunkler Hautfarbe zu entdecken. Kann auf „gefährdete" Personen hinweisen (Hinweis auf ein mögliches Risiko).	Druckzone mit nicht wegdrückbarer Rötung bei intakter Haut
Kategorie II/ Stadium II	Teilzerstörung der Haut (bis in die Dermis/Lederhaut), die als flaches, offenes Ulcus mit einem rot bis rosafarbenen Wundbett ohne Beläge in Erscheinung tritt. Kann sich auch als intakte oder offene/rupturierte, serumgefüllte Blase darstellen. Manifestiert sich als glänzendes oder trockenes, flaches Ulcus ohne Beläge oder Bluterguss*. Diese Kategorie/dieses Stadium sollte nicht benutzt werden um Skin Tears (Gewebezerreißungen), verbands- oder pflasterbedingte Hautschädigungen, perineale Dermatitis, Mazerationen oder Exkoriation zu beschreiben. **Eine livide Verfärbung weist auf eine tiefe Gewebeschädigung hin.*	Dekubitus [Druckgeschwür] mit: Abschürfung, Blase, Teilverlust der Haut mit Einbeziehung von Epidermis und/oder Dermis, Hautverlust o.n.A.
Kategorie III/ Stadium III	Vollständiger Hautverlust. Subkutanes Fett kann sichtbar sein, aber Knochen, Sehne oder Muskel liegen nicht offen. Beläge können vorhanden sein, die aber nicht die Tiefe des Gewebeverlustes verdecken. Es können Taschenbildungen oder Unterminierungen vorliegen. Die Tiefe eines Dekubitus der Kategorie/des Stadium III kann je nach anatomischer Lokalisation variieren. Der Nasenrücken, das Ohr, das Hinterhaupt und der Knöchel haben kein subkutanes Gewebe und Ulcera der Kategorie/des Stadiums III können dort oberflächlich sein. Im Gegensatz dazu können besonders adipöse Bereiche einen extrem tiefen Dekubitus der Kategorie/des Stadiums III entwickeln. Knochen/Sehnen sind nicht sichtbar oder direkt tastbar.	Dekubitus [Druckgeschwür] mit Verlust aller Hautschichten mit Schädigung oder Nekrose des subkutanen Gewebes, die bis auf die darunterliegende Faszie reichen kann
Kategorie IV/ Stadium IV	Vollständiger Gewebeverlust mit freiliegenden Knochen, Sehnen oder Muskeln. Beläge oder Schorf können an einigen Teilen des Wundbettes vorhanden sein. Es können Taschenbildungen oder Unterminierungen vorliegen. Die Tiefe eines Dekubitus der Kategorie/des Stadiums IV variiert je nach anatomischer Lokalisation. Der Nasenrücken, das Ohr, das Hinterhaupt und der Knöchel haben kein subkutanes Gewebe und diese Ulcera können oberflächlich sein. Ulcera der Kategorie/des Stadiums IV können sich in Muskeln und/oder unterstützenden Strukturen ausbreiten (z. B. Faszia, Sehne oder Gelenkkapsel) und eine Osteomyelitis verursachen. Offenliegende Knochen/Sehnen sind sichtbar oder direkt tastbar.	Dekubitus [Druckgeschwür] mit Nekrose von Muskeln, Knochen oder stützenden Strukturen (z. B. Sehnen oder Gelenkkapseln)

	NPUAP, EPUAP, PPPIA 2014[1]	ICD-10-GM 2016[2]
Keiner Kategorie/keinem Stadium zuordenbar: Tiefe unbekannt	Ein vollständiger Gewebeverlust, bei dem die Basis des Ulcus von Belägen (gelb, hellbraun, grau, grün oder braun) und/oder Schorf im Wundbett bedeckt ist. Bis genügend Beläge und/oder Schorf entfernt ist, um den Grund der Wunde offenzulegen, kann die wirkliche Tiefe und daher die Kategorie/das Stadium, nicht festgestellt werden. Stabiler Schorf (trocken, festhaftend, intakt ohne Erythem und Flüssigkeit) an den Fersen dient als „natürlicher (biologischer) Schutz des Körpers" und sollte nicht entfernt werden.	
Vermutete tiefe Gewebeschädigung: Tiefe unbekannt	Livid oder rötlichbrauner, lokalisierter Bereich von verfärbter, intakter Haut oder blutgefüllte Blase aufgrund einer Schädigung des darunterliegenden Weichgewebes durch Druck und/oder Scherkräfte. Diesem Bereich vorausgehen kann Gewebe, das schmerzhaft, fest, breiig, matschig, im Vergleich zu dem umliegenden Gewebe wärmer oder kälter ist. Es kann schwierig sein, tiefe Gewebeschädigungen bei Personen mit dunkler Hautfarbe zu entdecken. Bei der Entstehung kann es zu einer dünnen Blase über einem dunklen Wundbett kommen. Die Wunde kann sich weiter Verändern und von einem dünnen Schorf bedeckt sein. Auch unter optimaler Behandlung kann es zu einem rasanten Verlauf unter Freilegung weiterer Gewebeschichten kommen.	

1 Übersetzung durch die Österreichische Dekubitusgesellschaft (http://www.epuap.org/wp-content/uploads/2016/10/german_quick-reference-guide.pdf)

2 Enthält zusätzlich die Diagnose: Dekubitus, Grad nicht näher bezeichnet, Dekubitus [Druckgeschwür] ohne Angabe eines Grades

Tabelle 3: Dekubitusklassifikation

Die Frage der korrekten Dekubitusklassifikation ist eng mit der Dekubitusdefinition verbunden. Zum Beispiel widersprechen sich teilweise die Beschreibungen des Kategorie 2 Dekubitus zwischen der ICD-10 und der NPUAP/EPUAP/PPPIA (2014) und es gibt Debatten, ob Kategorie II Dekubitus überhaupt Dekubitus im engeren Sinne sind (z. B. Sibbald, Krasner, & Woo, 2011). Darüber hinaus gibt es unzählige Diskussionen und Beiträge, in denen Dekubitus konzeptionell und diagnostisch von anderen Hautläsionen, welche im Pflegekontext häufig sind, abgegrenzt werden (z. B. Brienza et al. 2015; Garcia-Fernandez et al. 2016; Mahoney, Rozenboom, & Doughty 2013). Ein Hauptproblem der korrekten Dekubitusdiagnostik ist die Koexistenz mehrerer Haut- und Gewebeschädigungen, insbesondere bei ausgeprägter Pflegebedürftigkeit (z. B. Kottner & Beeckman 2015).

3.1.3 Epidemiologie des Dekubitus in Deutschland

Verglichen mit den letzten Jahrzehnten hat sich die Datenlage zum Vorkommen und zu Häufigkeiten von Dekubitus in Deutschland verbessert. In Tabelle 4 finden sich ausgewählte Angaben zur Prävalenz und Inzidenz von Dekubitus in den drei Settings Krankenhaus, stationäre Langzeitpflege und ambulante Pflege. Die Vergleichbarkeit der dargestellten Zahlen ist jedoch eingeschränkt.

Es gibt erhebliche Unterschiede

- der Erhebungs- und Messmethoden (z. B. direkte Hautinspektion vs. Routinedaten),
- des Zwecks der Messungen (z. B. Abrechnung vs. Qualitätskontrolle vs. Studie),
- der eingeschlossenen Gruppen (z. B. lokale Stichproben vs. Vollerhebung),
- der Zähler und Nenner und der Untersuchungszeiträume.

Setting	Quelle (Jahr)	Erhebungsmethode/ Design	Erhebungs-zeitraum	Zähler/Nenner
Pflegeheim	Dassen et al. (2014)	• Prävalenzstudie • Primärerhebung	2014	• 30/1091 (Prävalenz 2,7%)
	Medizinischer Dienst des Spitzenverbandes Bund der Kranken-kassen (Brüggemann 2014)	• Vollerhebung (zufällige Auswahl von 10% aller Be-wohner) zu einem Zeitpunkt • Primärerhebung	01.01.2013-31.12.2013	• 3.213/85.237 (Prävalenz 3,8%)
	Klingelhöfer et al. (2015)	• Prävalenzstudie • Primärerhebung	Frühjahr 2010	• 71/1844 (Prävalenz 3,9%)
	Wingenfeld et al. (2015)	• Prävalenzstudie • Primärerhebung	September 2014	• 5327/19.270 (Prävalenz 1,7%)
Kranken-haus	AQUA- Institut für angewandte Quali-tätsförderung uns Forschung im Gesund-heitswesen GmbH (2015)	• Vollerhebung • Routinedaten	01.01.2014-31.12. 2014	• 68.400/17.162.471 (Inzidenz 0,4%)
	Dassen et al. (2014)	• Prävalenzstudie • Primärerhebung	2014	• 24/619 (Prävalenz 3,9%)
	Eberlein- Gonska et al. (2013)	• Prävalenzstudie • Routinedaten	01.01.2007-31.12.2011	• 2971/246 162 (Prävalenz 1,21%) • 1914/246 162 (Inzidenz 0,78%)
Ambulante Pflege	Klingelhöfer et al. (2015)	• Prävalenzstudie • Primärerhebung	Frühjahr 2010	• 27/1190 (Prävalenz 2,3%)
	Medizinischer Dienst des Spitzenverbandes Bund der Kranken-kassen (Brüggemann 2014)	• Vollerhebung (zufällige Auswahl von 10% aller Be-wohner) zu einem Zeitpunkt • Primärerhebung	01.01.2013-31.12.2013	• 1.951/61.694 (Prävalenz 3,2%)

Tabelle 4: Dekubitusprävalenz und Inzidenz in Deutschland (Beispiele)

Ungeachtet aller Limitierungen und fehlender Standardisierungen variiert die Dekubitusprävalenz in den dargestellten Settings zwischen 2% bis 4%. Abhängig davon, welche (Risiko-) Gruppen betrachtet werden, können diese Anteile erheblich höher sein.

3.2 Methodisches Vorgehen zur Erstellung der Literaturübersicht[5]

3.2.1 Suchstrategie und Rechercheprozess

Die Literaturübersicht der letzten Aktualisierung des Expertenstandards deckt einen Zeitraum bis einschließlich Mai 2009 ab. Somit wurde der Suchzeitraum für diese Aktualisierung von Juni 2009 bis Dezember 2015 festgelegt. Die Datenbanken Medline und Embase wurden zeitgleich mit der Software OvidSP durchsucht. Dafür wurde iterativ eine elektronische Suchstrategie entwickelt (s. Online-Anlage, Tabelle 1). Diese bestand aus einer Kombination von standardisierten Begriffen und Freitextwörtern. Leitlinien zur Dekubitusprophylaxe wurden zusätzlich in folgenden Portalen und Datenbanken gesucht:

- Arbeitsgemeinschaft der Wissenschaftlichen Medizinischen Fachgesellschaften (AWMF)
- Leitlinien.de (Portal des Ärztlichen Zentrums für Qualität in der Medizin)
- Datenbank pflegerischer Leitlinien und Standards des Zentrums für Qualität in der Pflege (ZQP)
- Guidelines International Network (G-I-N)
- National Guideline Clearinghouse der Agency for Healthcare Research and Quality (AHRQ)
- Scottish Intercollegiate Guidelines Network (SIGN)
- National Institute for Health and Care Excellence (NICE)
- Internationale Fachgesellschaften (z. B. Japanese Society of Pressure Ulcers, Australien Wound Management Association)

Um auch unveröffentlichte klinische Studien zu erfassen, erfolgte eine Suche in folgenden Studienregistern: ClinicalTrials.gov, Deutsches Register Klinischer Studien (DRKS), International Clinical Trials Registry Plattform der WHO (ICTRP) und EU-Register für klinische Studien.

Die Recherche verlief in drei Schritten:

1. Zuerst wurden systematische Übersichtsarbeiten recherchiert, methodologisch bewertet und die Ergebnisse extrahiert.
2. Danach erfolgte die Suche nach Primärquellen, die in den systematischen Übersichtsarbeiten nicht bereits erfasst wurden.
3. Unabhängig von beiden oben genannten Schritten wurden alle verfügbaren Leitlinien recherchiert.

Die inhaltliche Ausrichtung der Suche orientierte sich am allgemeinen Pflegeprozess (DNQP 2015) und speziell an etablierten Schritten zur Dekubitusprophylaxe (z. B. NPUAP/EPUAP/PPPIA 2014):

1. Risikoeinschätzung
2. Bewegung
3. Transfer und Lagerung
4. Frei- und Weichlagerung
5. Information und Wissen von Pflegenden, Angehörigen, Betroffenen
6. Haut- und Gewebeeinschätzung.

[5] Detaillierte Informationen zu Suchstrategien und die Bewertung der ein- und ausgeschlossenen Quellen finden sich unter https://www.dnqp.de/expertenstandards-und-auditinstrumente

Neben den etablierten Säulen der Dekubitusprophylaxe wurde Evidenz zu zusätzlichen und neueren Interventionen zusammengetragen (z. B. Ernährung, sog. „Mikroklimamanagement").

Besonderheiten bei Kindern wurden, sofern Evidenz vorhanden war, zu jedem Themenkomplex gesondert beschrieben.

3.2.2 Ein- und Ausschlusskriterien und Literaturauswahl

Vergleichbar mit vielen anderen Gesundheitsproblemen sind die Art und Menge der Publikationen zum Thema Dekubitus unüberschaubar. Es ist somit nahezu unmöglich, diese Menge und Vielfalt an Informationen umfassend zu erfassen und auszuwerten. Die Zielstellung von Expertenstandards ist es, Qualitätsniveaus für pflegerisches Handeln zu beschreiben. Deshalb fokussierte diese Literaturübersicht auf Publikationen und Dokumente, die zum einen vorhandene Evidenz zusammenfassen (systematische Literaturübersichten und Metaanalysen), systematische und konsentierte Handlungsempfehlungen geben (Leitlinien) und einzelne Primärstudien, die einen hohen Evidenzgrad aufweisen (randomisierte kontrollierte Studien, kontrollierte Studien mit hoher methodologischer Qualität, aber auch quasi-experimentelle Studien und Vorher-Nachher Designs). Für die Beurteilung der Güte diagnostischer Tests (diagnostic accuracy) wurden nur Querschnittsstudien herangezogen (z. B. für die Dekubitusdiagnose und -klassifikation). Für die Beurteilung der Güte von Risikoeinschätzungen (prediction models) wurden nur longitudinale Studien eingeschlossen. Übereinstimmungs- und Reliabilitätsstudien wurden für die Evaluation von Beurteilerübereinstimmungen eingeschlossen.

Weitere Einschlusskriterien waren:

- Sprache: deutsch, englisch, spanisch, portugiesisch
- Alter: 0+ Jahre
- Methodologisch höherwertig (siehe 2.3)
- Studien- und Untersuchungen am Menschen

Ausschlusskriterien waren:

- Klinische/narrative Reviews
- Editorials, Leserbriefe, Kommentare
- Fallberichte und -serien
- Fallkontrollstudien
- Querschnittsstudien (außer Diagnosestudien)
- Methodologisch limitierte Quellen
- Laborversuche, ex vivo, in vitro
- Tierversuche
- Computermodelle
- Andere Sprachen

3.2.3 Methodologische Bewertung

Zur Bewertung der methodologischen Qualität empirischer Untersuchungen gibt es eine Vielzahl an Einschätzungsinstrumenten. Diese bestehen aus einer Reihe von Kriterien, die einzelne methodologische Aspekte bewerten. Die Ergebnisse der Einzelbewertungen werden dann meist zu einem Summenwert zusammengezählt um ein übergeordnetes Maß der Studienqualität zu erhalten. Da jedoch einzelne Designaspekte nicht zwangsläufig gleichwertig sind (z. B. Verblindung vs. Randomisierung), ist diese Praxis nicht optimal (Higgins et al. 2008). Dennoch erlaubt die Verwendung übergeordneter methodologischer Qualitätsbewertungen eine erste Orientierung zur Bewertung der internen und externen Validität. Da für diese Aktualisierung eine Vielzahl an Quellen gesichtet und ausgewählt wurde, wurde dieses pragmatische Vorgehen gewählt. Alle Ergebnisse der methodologischen Bewertungen wurden transparent in den Datenextraktionstabellen oder gesonderten Übersichten dargestellt (s. Online-Anlage, Tabelle 9-13) um eine größtmögliche Nachvollziehbarkeit zu gewährleisten.

Leitlinien

Für die Qualitätsbeurteilung von Leitlinien wurde das „Appraisal of Guidelines for Research & Evaluation (AGREE) II" Instrument genutzt (Brouwers et al. 2010). Es besteht aus 23 Items, die auf sechs Domänen aufgeteilt sind (s. Online-Anlage, Tabelle 2). Die verschiedenen Domänen bilden unabhängige Dimension der Leitlinienqualität ab. Den sechs Domänen folgen zwei allgemeine Items, die sich auf die Gesamtbewertung der Leitlinie beziehen. Hier soll die Gesamtqualität eingeschätzt sowie eine Empfehlung für die Anwendung in der Praxis beurteilt werden. Die Bewertung eines jeden Items erfolgt mit Hilfe einer 7-Punkte-Skala. Die Einschätzung erfolgt zwischen 1 – „trifft überhaupt nicht zu" und 7 – „trifft vollständig zu". Sollten nicht alle AGREE-II-Items bei jeder Leitlinie anwendbar sein, erfolgt eine Bewertung mit „1" und der Grund der Bewertung wird mit „nicht anwendbar" erläutert. Dies wurde bei der Berechnung der Domänenwerte berücksichtigt. Da die Domänen unabhängig voneinander sind, wurden die Qualitätswerte nicht für die gesamte Leitlinie zusammengefasst. Die Berechnung der einzelnen Domänenwerte erfolgte durch Addition der einzelnen Item-Werte pro Domäne. Der Domänenwert wurde als prozentualer Anteil der maximalen Punktzahl dieser Domäne dargestellt. In die Literaturanalyse wurden die Leitlinien eingeschlossen, die die höchsten Domänenwerte erreichten.

Systematische Literaturübersichten und Meta-Analysen

Die methodologische Qualität systematischer Übersichtsarbeiten wurde mit dem „Assessment of Multiple Systematic Reviews" (AMSTAR) bewertet (Shea et al. 2007). Dieses besteht aus 11 Items. Jedes Item kann mit „Yes", „No", „Can´t answer" oder „Not applicable" beantwortet werden. Jede „Yes-Antwort" wird mit einem Punkt bewertet (Shea et al. 2009) wobei ein Maximum von 11 erreicht werden kann (s. Online-Anlage, Tabelle 3). Die Items untersuchen verschiedene Aspekte, wie z. B. ob eine umfassende Literatursuche durchgeführt wurde, ob eine Liste der ein- und ausgeschlossenen Studien bereitgestellt wurde oder ob die Qualität der Studien untersucht und dokumentiert wurde. Zu jeder Item-Frage bietet die Checkliste eine kurze Erläuterung, welche Aspekte für eine „Yes-Antwort" in der systematischen Literaturübersicht enthalten sein sollten. In die Literaturanalyse wurden nur systematische Übersichtsarbeiten eingeschlossen, die mindestens sechs von möglichen 11 Qualitätskriterien erfüllten.

Interventionsstudien

Für die methodologische Bewertung der Interventionsstudien (ausschließlich für RCTs und kontrollierte Studien) wurde das „Cochrane Collaboration´s tool for assessing risk of bias" (Higgins 2011) herangezogen. Die Ergebnisse der aktuellen Literaturanalyse zur Qualitätsbewertung mit diesem Tool sind in der Online-Anlage (Anhang 6) abgebildet. Studien mit quasi-experimentellem Design wurden nicht methodologisch bewertet, da das Instrument für dieses Studien-Design nicht geeignet ist. Das Instrument besteht aus sieben Domänen und dazugehörigen Fragen, die mit „Yes", „No" oder „Unclear" beantwortet werden können (s. Online-Anlage, Tabelle 4). Jede „Yes" Antwort deutet auf ein geringes Risiko der Verzerrung hin und jede „No" Antwort auf ein hohes Risiko. Die verschiedenen Domänen erfragen unterschiedliche Risiken der Verzerrung, z. B. ob die Teilnehmer und das Personal verblindet waren, ob die Outcome-Messungen verblindet durchgeführt wurden oder ob die Ergebnisse vollständig berichtet wurden. In die Literaturübersicht wurden alle primären Interventionsstudien einbezogen, bei denen mindestens vier von sieben Domänen mit einem geringen Risiko der Verzerrung bewertet wurden.

Diagnosestudien

Für die qualitative Bewertung der Diagnosestudien war das Quality Assessment of Diagnostic Accuracy Studies (QUADAS-2) Instrument vorgesehen (s. Online-Anlage, Anhang 2) (Whiting et al. 2011). Es besteht aus vier Phasen. In der ersten Phase sollen die Untersucher ihre Review-Frage definieren, indem sie näher ihre zu untersuchenden Patienten und das Setting beschreiben, den Index-Test sowie den Referenzstandard und die Zielbedingungen. In der 2. Phase findet die Entwicklung, bzw. Anpassung des Instruments an die spezifische Fragestellung statt, indem Signalfragen entwickelt oder weggelassen werden. Die 3. Phase dient der Bewertung oder Entwicklung eines Flow-Diagrammes der jeweiligen Studie, welches die Beurteilung des Risikos der Verzerrung erleichtern soll. Es enthält Informationen zur Patientenrekrutierung. Die vierte Phase dient der Beurteilung des Risikos der Verzerrung und der Anwendbarkeit. In dieser Phase werden vier Domänen bewertet. Die Domänen teilen sich auf in (1) „Patient selection", (2) „Index-Tests", (3) „Reference standard" und (4) „Flow and timing". Jede Domäne enthält „Signal-Fragen", die zur Risikobewertung der Verzerrung gehören. Diese werden zuerst mit „yes", „no" oder „unclear" beantwortet. Die Fragen zur Anwendbarkeit sind in den ersten drei Domänen enthalten und werden mit „low", „high" oder „unclear" bewertet (s. Online-Anlage, Tabelle 5). Die Reviewer beurteilen die Informationen, auf denen die Beurteilung der Anwendbarkeit basieren und prüfen dann, inwiefern Bedenken bestehen, dass die Studie mit der Fragestellung des Reviews übereinstimmt. Die Bewertung „unclear" wird immer dann gegeben, wenn Daten unvollständig berichtet werden. Werden die Signalfragen mit „yes" beantwortet, dann besteht ein geringes Risiko der Verzerrung. Werden eine oder mehrere Fragen mit „no" beantwortet besteht ein potentielles Risiko der Verzerrung und das in Phase 2 entwickelte Instrument wird zur Beurteilung des Risikos der Verzerrung benutzt. Wird das Risiko der Verzerrung und die Anwendbarkeit einer Studie mit „low" in allen Domänen bewertet, wird die Studie insgesamt mit einem geringen Risiko der Verzerrung und geringen Zweifeln zur Anwendbarkeit bewertet. Die Bewertung „high" oder „unclear" in einer oder mehreren Domänen führt zur Bewertung „Risiko der Verzerrung" und „ Bedenken in der Anwendbarkeit".

Prognosestudien

Die qualitative Bewertung der Prognosestudien wurde mit dem aus sechs Domänen bestehenden QUIPS Instrument durchgeführt (s. Online-Anlage, Anhang 1 und Tabelle 6) (Hayden et al. 2013). Die erste Domäne (study participation) bewertet Inhalte zu Studienteilnehmern, Rekrutierungsablauf und Ein- und Ausschlusskriterien. In der Domäne „study attrition" wird die Anzahl der rekrutierten Studienteilnehmer, Informationen zu Dropouts, Gründe für „loss to follow-up" sowie die Beschreibung der Teilnehmer untersucht. Des Weiteren wird der Frage nach Unterschieden zwischen den Teilnehmern, die die Studie abgeschlossen haben und denen, die die Studie abgebrochen haben nachgegangen. Der Prognostische Faktor wird in der dritten Domäne untersucht. Abgefragt wird unter anderem, die Beschreibung des prognostischen Faktors, die Validität und Reliabilität der Messmethoden und Informationen über eine adäquate Menge an Teilnehmerdaten zum prognostischen Faktor. Die vierte Domäne untersucht die Outcomes. Diese beinhaltet eine klare Beschreibung der Outcomes, eine reliable und valide Untersuchungsmethode sowie gleiche Methoden und

Settings für alle Studienteilnehmer. Eine weitere Domäne evaluiert die Störgrößen einer Studie. Es wird u. a. erfasst inwieweit alle wichtigen Störgrößen gemessen und beschrieben wurden und ob die Methode und das Setting für alle Störgrößenuntersuchungen gleich waren. Ebenfalls werden die statistischen Analysen betrachtet und evaluiert. Das ausgewählte statistische Modell sollte dem Studiendesign anpasst und die Daten ausreichend dargestellt sein, um die Eignung der analytischen Strategie zu beurteilen. Die Domänen werden mit „Low", „High" oder „Unclear" von mindestens zwei Personen bewertet. Werden die meisten der sechs Domänen als „low" bewertet, wurde die Studie mit geringem Verzerrungsrisiko eingestuft.

Übereinstimmungs- und Reliabilitätsstudien

Die Bewertung der Qualität von Reliabilitätsstudien wurde mit der „Quality Appraisal of Reliability Studies (QAREL)" Checkliste durchgeführt (Lucas et al. 2010). Die Checkliste besteht aus 11 Fragen, die sich aus sieben Domänen zusammensetzen (s. Online-Anlage, Tabelle 7):

1. Testpersonen
2. Untersucher
3. Verblindung der Untersucher
4. Untersuchungseffekte
5. Angemessenheit der Zeitintervalle zwischen den Untersuchungen
6. korrekte Anwendung und Auswertung der Tests
7. geeignete statistische Analyse.

Jede der 11 Fragen kann mit „Yes", „No" oder „Unclear" beantwortet werden. Für Fünf Fragen kann „N/A" (nicht zutreffend) angekreuzt werden. Die Fragen, die mit „N/A" bewertet werden gehen nicht mit in die Gesamtbewertung ein. Dies bedeutet, dass sich die Gesamtanzahl der Items von 11 um die jeweilig mit „N/A" beantworteten Fragen reduziert. Studien, die auf mehr als die Hälfte der Fragen eine „Yes-Antwort" erhalten, wurden insgesamt als qualitativ höherwertig bewertet.

3.3 Evidenzklassen

Die Bewertung der Evidenz erfolgte mittels der Klassifizierung der Level of Evidence (LoE) des Oxford Centers für Evidenzbasierte Medizin (s. Online-Anlage, Tabelle 8). Je nach Studiendesign/ Frage wurde ein Evidenzlevel vergeben. Fallkontrollstudien und Fallberichte sind von der Literaturanalyse ausgeschlossen, deshalb wurden Level 4 und 5 nicht planmäßig vergeben. Basierend auf den methodologischen Bewertungen wurde in einigen Fällen jedoch eine Rückstufung im Evidenzlevel vorgenommen. Das LoE kann als übergeordnete Bewertung der Validität der Ergebnisse (Stärke der Evidenz) interpretiert werden. Empfehlungen oder eine Einschätzung ob die Studie für ein bestimmtes Thema klinisch relevant ist, können durch die Level of Evidence nicht beurteilt werden.

3.4 Ergebnisse der Literaturübersicht

3.4.1 Leitlinien

Die Auswahl und der Selektionsprozess der Literaturstudie sind in den folgenden Flussdiagrammen abgebildet. Insgesamt wurden 54 Leitlinieneinträge identifiziert. Nach Überprüfung der Einschlusskriterien und Qualitätsbewertung konnten sechs Leitlinien in die Datenanalyse eingeschlossen werden (s. Online-Anlage, Tabelle 9). Da zur Dekubitusprophylaxe bei Kindern nur wenig Evidenz vorhanden ist, wurde eine Leitlinie trotz schlechter Qualitätsbewertung eingeschlossen (Abbildung 3).

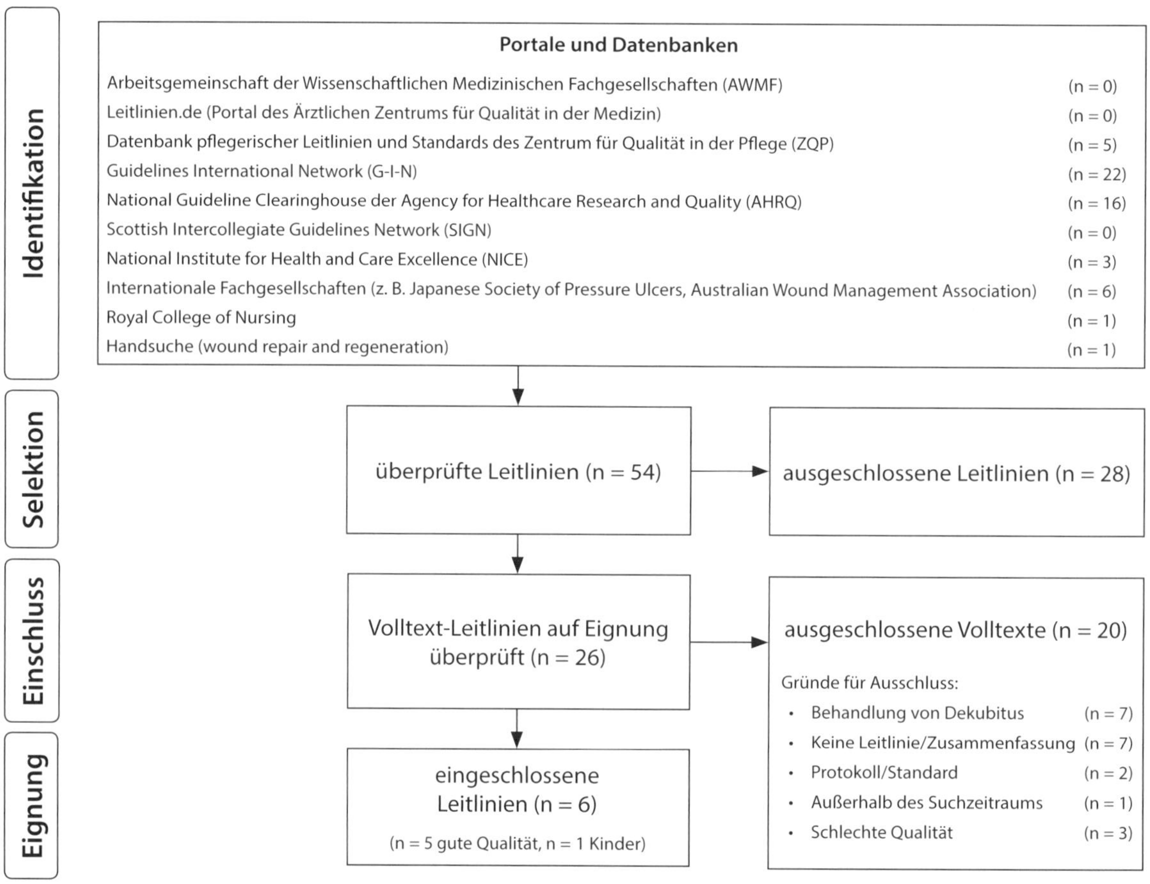

Abbildung 3: Flussdiagramm des Suchverlaufes für Leitlinien und des Auswahlprozesses

Eine Beschreibung der Leitlinien befindet sich in der Online-Anlage (s. Tabelle 9). Sie wurden im Zeitraum von 2012 bis 2014 publiziert. Die Leitlinien betrachten unterschiedliche Settings (z. B. Krankenhaus, Pflegeheim, Reha-Einrichtungen, Häuslichkeit) sowie unterschiedliche Zielpopulationen (Neugeborene, Kindw Jugendliche, Erwachsene). Die Empfehlungen richten sich an das Gesundheitsfachpersonal (z. B. Gesundheits- und Krankenpfleger, Ärzte, Therapeuten). Mit Ausnahme einer Leitlinie aus Australien, welche speziell über Prophylaxemaßnahmen für Neugeborene, Kinder und Jugendliche berichtet (Royal Children´s Hospital 2012), wurden alle Leitlinien mit sechs beziehungsweise sieben Punkten mit dem AGREE 2 Instrument bewertet. Aufgrund fehlender Evidenz zu Prophylaxemaßnahmen bei Kindern wurde die australische Leitlinie (Royal Children´s Hospital 2012) mit nur 2 erreichten Punkten im AGREE 2 Instrument eingeschlossen. Eine Leitlinie legt besonderen Fokus auf Patienten mit Rückenmarksverletzung (Spinal Cord Medicine 2014). Allen Leitlinien war gemeinsam, dass Empfehlungen basierend auf umfangreichen systematischen Literaturrecherchen getroffen wurden. Mit Ausnahme der spezifischen Leitlinie zu Präventionsmaßnahmen bei Kindern bewerten alle Leitlinien die zugrunde liegende Evidenz mit Evidenzleveln. Zwei Leitlinien orientieren sich an der Bewertung nach GRADE, zwei verwenden Evidenzlevel I bis V und eine Leitlinie verwendet ein eigenes Schema (A, B, C). Empfehlungsgrade finden sich in drei Leitlinien. Eine Leitlinie verwendete Empfehlungsgraduierungen A, B, C, D und CBR. Eine weitere nutzt visuelle Zeichen. Die dritte Leitlinie unterscheidet zwischen „strong" oder „weak". Eine Übersicht der Empfehlungsgrade und deren Erläuterung sind in Tabelle 5 dargestellt.

Leitlinie	Empfehlungsgrade	Erläuterungen
Australian Wound Management Association (AWMA), **2012**: PAN PACIFIC GUIDELINE FOR THE PREVENTION AND MANAGEMENT OF PRESSURE INJURY	A	Excellente Evidenz (Aussagen können in die Praxis integriert werden)
	B	Gute Evidenz (Aussagen können in den meisten Fällen in die Praxis integriert werden)
	C	Wenig Evidenz (Aussagen unterstützen Empfehlungen, sollten mit Bedacht integriert werden)
	D	Schwache Evidenz (Aussagen sind zu schwach belegt, Empfehlungen sollten mit Vorsicht betrachtet werden)
	CBR	Empfehlung basiert auf internationalem Konsensus von existierenden Leitlinien, keine Evidenz verfügbar
KCE Report 193C, **2012**: A NATIONAL GUIDELINE FOR THE PREVENTION OF PRESSURE ULCERS	Strong	Die erwünschten Wirkungen einer Intervention überwiegen eindeutig den unerwünschten Wirkungen (die Intervention sollte in die Praxis umgesetzt werden) oder die unerwünschten Wirkungen einer Intervention überwiegen eindeutig den erwünschten Wirkungen (die Intervention sollte nicht in die Praxis umgesetzt werden)
	Weak	Die erwünschten Wirkungen einer Intervention überwiegen wahrscheinlich den unerwünschten Wirkungen (die Intervention kann in der Praxis umgesetzt werden) oder die unerwünschten Wirkungen einer Intervention überwiegen wahrscheinlich den erwünschten Wirkungen (die Intervention sollte eher nicht in der Praxis umgesetzt werden)
National Pressure Ulcer Advisory Panel (NPUAP), European Pressure Ulcer Advisory Panel (EPUAP), Pan Pacific Pressure Injury Alliance (PPPIA), **2014**: PREVENTION AND TREATMENT OF PRESSURE ULCERS: CLINICAL PRACTICE GUIDELINE	👍👍	Starke positive Empfehlung: Mach es auf jeden Fall!
	👍	Schwache positive Empfehlung: Mach es vielleicht!
	👉	Keine spezielle Empfehlung
	👎	Schwache negative Empfehlung: Möglicherweise nicht!
	👎👎	Starke negative Empfehlung: Auf keinen Fall!

Tabelle 5: Empfehlungsgrade der eingeschlossenen Leitlinien

3.4.2 Systematische Übersichtsarbeiten und Einzelstudien

Die Datenbankrecherche nach systematischen Übersichtsarbeiten und Einzelstudien ergab insgesamt 4181 Treffer. Diese wurden von zwei Reviewern (AL/EH) unabhängig voneinander einer Titel- und Abstractuntersuchung unterzogen. Insgesamt wurden 52 systematische Übersichtsarbeiten und 189 Einzelstudien mittels Volltextanalyse von den Reviewern auf ihre Eignung überprüft. Nach der Untersuchung der methodologischen Qualität wurden 16 systematische Übersichtsarbeiten und 21 Einzelstudien in die Datenanalyse eingeschlossen (Abbildung 4). Auch hier wurden fünf Studien mit schlechter methodologischer Qualität eingeschlossen, da sie Interventionen für Kinder untersuchten. Insgesamt 20 Einzelstudien wurden ausgeschlossen, da diese in den eingeschlossenen systematischen Übersichtsarbeiten bereits enthalten waren (Online-Anlage, Anhang 3). Eine Übersicht der übrigen ausgeschlossenen Einzelstudien ist in der Online-Anlage (Anhang 4) aufgeführt.

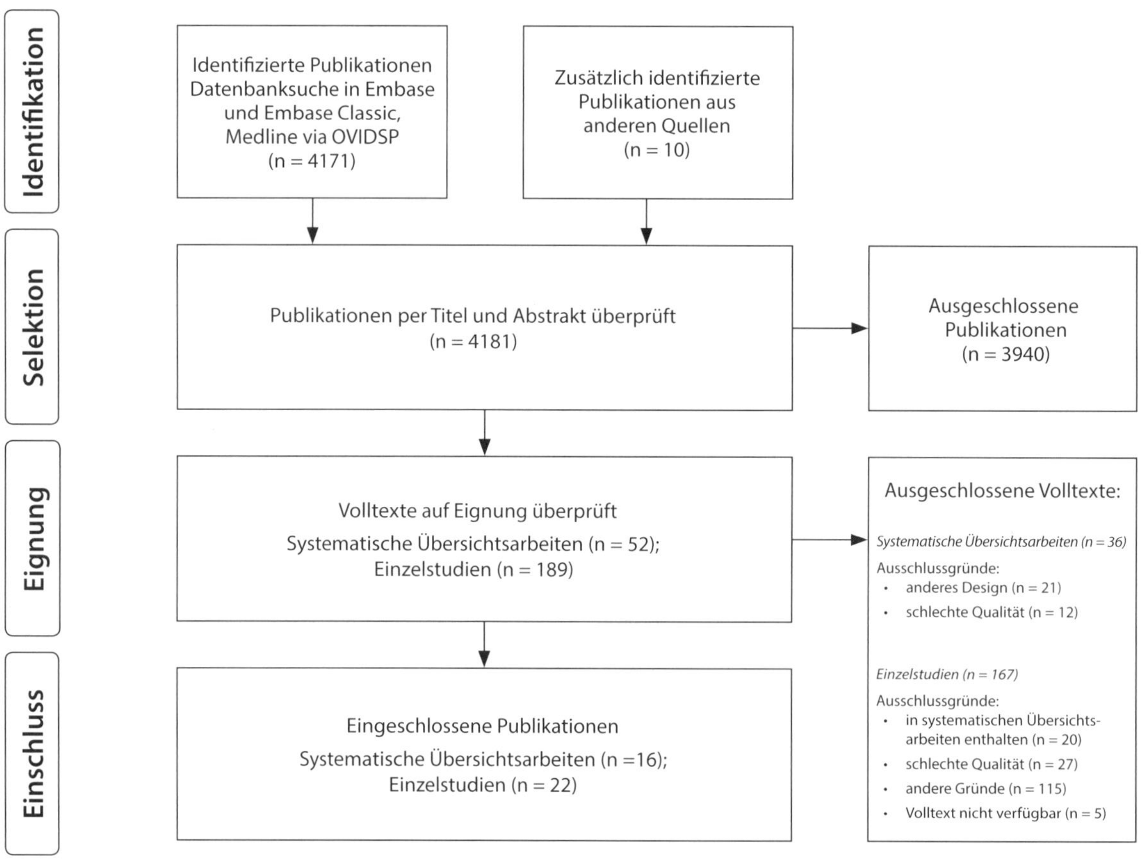

Abbildung 4: Flussdiagramm des Suchverlaufes für systematische Übersichtsarbeiten und Einzelstudien

Eine Beschreibung und Evidenzbewertung der eingeschlossenen systematischen Übersichtsarbeiten ist in der Anlage (s. Online-Anlage, Tabelle 10) abgebildet. Die systematischen Übersichtsarbeiten wurden im Zeitraum 2011 bis 2016 publiziert. Die gesamte eingeschlossene Evidenz mit den unterschiedlichen Themenfeldern ist in Anhang 5 (Online-Anlage) zusammenfassend dargestellt. Lediglich zu den Themenfeldern „Edukation und Verhalten" und „Dekubitusdiagnostik und Differentialdiagnostik" wurden keine systematischen Übersichtsarbeiten gefunden.

Die Datenextraktion und Evidenzbewertung der eingeschlossenen 20 Einzelstudien sind in den Online-Tabellen 11 bis 13 dargestellt (s. Online-Anlage). Die Einzelstudien wurden im Zeitraum von 2009 bis 2015 publiziert. Insgesamt wurden dreizehn Einzelstudien den „Interventionsstudien", vier den „Risikoassessement- und Prognosestudien" und drei den „Übereinstimmungs- und Reliabilitätsstudien" zugeordnet. Es konnten keine Diagnosestudien eingeschlossen werden. Die Einzelstudien liefern zusätzliche Evidenz zu fünf der zehn Themenfelder, welche in den folgenden Ergebniskapiteln beschrieben sind.

3.4.3 Struktur der Literaturdarstellung

Eine Übersicht der eingeschlossenen Evidenz (Leitlinien, systematische Übersichtsarbeiten, Einzelstudien) und deren Kapitelzugehörigkeit ist in Anhang 5 (s. Online-Anlage) zu sehen. Die evaluierte Evidenz zur Dekubitusprophylaxe bei Kindern ist in der Übersicht und der Ergebnispräsentation, sofern vorhanden, in gesonderten Unterkapiteln dargestellt. Basierend auf der Datenextraktion (Online-Anlage, Tabelle 9-13) wurden induktiv Themenkomplexe erstellt und gemeinsame Inhalte verknüpft. Die Gliederung und Inhalte der hier dargestellten Ergebniskapitel resultierten aus dieser Vorgehensweise.

3.4.4 Risikoskalen, Risikofaktoren und Hautinspektion

3.4.4.1 Risikofaktoren zur Dekubitusentstehung

Über 100 Risikofaktoren für die Dekubitusentstehung wurden beschrieben (Collier & Moore 2006). Das Vorhandensein eines Risikofaktors erhöht die Wahrscheinlichkeit, dass ein Dekubitus auftritt. Das bedeutet jedoch nicht, dass dieser zwingend kausal wirkt. Basierend auf einer umfangreichen systematischen Übersichtsarbeit (Coleman et al. 2013) unterschieden Coleman et al. (2014) allgemein zwischen Risikofaktoren (verminderte sensorische Wahrnehmung, Diabetes mellitus, erhöhte Hautfeuchtigkeit, schlechte Ernährung, niedrige Albuminwerte) und direkt kausal wirkenden Faktoren (Immobilität, Hautzustand, schlechte Durchblutung). Nach diesem Modell führen Immobilität, ein beeinträchtigter Hautzustand/Dekubitus und Minderdurchblutung direkt zum Dekubitus. Sie stellen somit die wichtigsten Risikofaktoren dar. Die weiteren Risikofaktoren erhöhen die Wahrscheinlichkeit der Dekubitusentstehung in Kombination mit den direkt kausal wirkenden Faktoren.

In den eingeschlossenen Leitlinien wurden folgende Risikofaktoren genannt:

- Schlechter Ernährungszustand (n = 6)
- Verminderte Aktivität und Mobilität (n = 5)
- Erhöhte Hautfeuchtigkeit (n = 5)
- Begleiterkrankungen (z. B. Diabetes mellitus) (n = 5)
- Verminderte sensorische Wahrnehmung (n = 4)
- Demographische Variablen (z. B. Alter (n = 4), Geschlecht und ethnische Zugehörigkeit (n = 3))
- Durchblutung und Sauerstoffversorgung der Haut (n = 3)
- Vorhandener Dekubitus (n = 3)

und viele Weitere (siehe Tabelle 6).

Risikofaktoren	Leitlinien					
	AWMA 2012	KCE 2012	Children´s Hospital 2012	Spinal Cord Medicine 2014	NICE 2014	NPUAP/ EPUAP/ PPPIA 2014
Verminderte Aktivität und Mobilität	x	x	x	-	x	x
Hautzustand	-	-	-	-	-	x
Kategorie I Dekubitus	-	-	-	-	-	x
Vorhandener Dekubitus	-	-	-	x	x	x
Schlechter Ernährungszustand	x	x	x	x	x	x
Erhöhte Hautfeuchtigkeit/Inkontinenz	x	x	x	x	-	x
Erhöhtes Lebensalter	x	x	-	x	-	x
Erhöhte Körpertemperatur	-	-	-	-	-	x
Erhöhte Hauttemperatur	x	-	-	-	-	-
Verminderte Durchblutung und Sauerstoffversorgung der Haut	x	-	x	-	-	x
Verminderte sensorische Wahrnehmung	x	-	x	-	x	x
Blutwerte: erhöhtes C-reaktives Protein, Lymphopenie, niedriges Albumin und Hämoglobin	-	-	-	-	-	x
Allgemein schlechter Gesundheitszustand	-	x	-	-	-	x
Ethnische Zugehörigkeit	x	-	-	x	-	x
Geschlecht (Mann vs. Frau)	x	-	-	x	-	x
Hohe Intensität und lange Dauer von Druck	-	-	x	-	-	-
Verminderte Toleranz der Haut	-	-	x	-	-	-
Erhöhte Reibungs- und Scherkräfte, Druck	x	x	x	-	-	-
Familienstand (Single vs. verheiratet)	-	-	-	x	-	-
Geringe Bildung	-	-	-	x	-	-
Höhe und Dauer der Querschnittsverletzung (SCI)	-	-	-	x	-	-
Nutzung medizinischer Geräte	-	-	-	x	-	-
Begleiterkrankungen (z. B. Diabetes)	x	x	-	x	x	x
Kognitive Einschränkungen	-	x	-	x	x	-
Soziales Umfeld	-	-	-	x	-	-
Drogenmissbrauch	-	-	-	x	-	-
Compliance	-	-	-	x	-	-

Tabelle 6: Auswahl häufig genannter Risikofaktoren in Leitlinien

Coleman et al. (2013) untersuchten in einer systematischen Übersichtsarbeit Risikofaktoren zur Dekubitusentstehung. Insgesamt wurden 15 Faktoren identifiziert, die einen Zusammenhang mit der Dekubitusentstehung aufwiesen. Die am häufigsten in multivariaten Analysen identifizierten unabhängigen Prädiktoren waren „verminderte Aktivität und Mobilität", „Durchblutung" und „Haut- und Dekubitusstatus". Weitere Risikofaktoren, wie zum Beispiel „Hautfeuchtigkeit", „Alter", „Blutwerte", „Ernährungszustand" und „allgemeiner Gesundheitszustand" wurden ebenfalls als wichtige Risikofaktoren genannt, traten jedoch nicht ganz so häufig wie die drei o.g. Prädiktoren in der Analyse auf. Es gibt nur wenig und limitierte Evidenz, dass „ethnische Zugehörigkeit" oder „Geschlecht" Risikofaktoren für die Dekubitusentstehung sind. Eine weitere systematische Übersichtsarbeit (Beeckman et al. 2014), untersuchte den Zusammenhang zwischen den Risikofaktoren „Harn- und Stuhlinkontinenz", „Urininkontinenz allein", „Stuhlinkontinenz allein" und „Hautfeuchtigkeit im Allgemeinen" sowie „Inkontinenzassoziierte Dermatitis". Mit Hilfe von Odds ratios und multivariaten Analysen wurden Zusammenhänge zwischen den Risikofaktoren und dem Auftreten von Dekubitus untersucht. Die Analyse ergab, dass das Vorhandensein von Harn- und Stuhlinkontinenz ein unabhängiger Prädiktor für die Entstehung von Dekubitus war. Urininkontinenz allein stellte keinen unabhängigen Prädiktor dar. Stuhlinkontinenz und Hautfeuchtigkeit wurden ebenfalls als unabhängige Prädiktoren für die Entstehung von Dekubitus identifiziert. Zur Evaluation des Zusammenhangs zwischen inkontinenz-assoziierter Dermatitis und Dekubitusentstehung identifizierte Beeckman et al. (2014) eine Studie. Die Ergebnisse zeigten, dass es einen Zusammenhang gab. Jedoch ist die Aussagekraft dieser einzelnen Studie gering.

Drei Prognosestudien untersuchten Risikofaktoren zur Dekubitusentstehung (Iizaka et al. 2010; Petzold et al. 2014; Yusuf et al. 2015). Iizaka et al. (2010) untersuchte bei Patienten in der häuslichen Pflege den Zusammenhang zwischen dem Ernährungszustand und dem Auftreten von Dekubitus. Dabei wurde gezeigt, dass Unterernährung einen signifikanten Zusammenhang mit der Entstehung eines Dekubitus aufwies (Evidenzlevel 3). Petzold et al. (2014) untersuchte in einer großen Stichprobe unabhängige Prädiktoren zur Entstehung von Dekubitus während des Krankenhausaufenthalts. Als unabhängige Prädiktoren im Krankenhaus wurden „Alter", „Geschlecht", „Verweildauer", „Aufenthalt auf einer Intensivstation" und „Aufnahme in das Krankenhaus aus Pflegeeinrichtungen vs. Häuslichkeit" identifiziert (Evidenzlevel 3). Yusuf et al. (2015) untersuchte in der stationären Intensivpflege „Mikroklima" und Dekubitusentstehung. Dabei wurde ein Zusammenhang zwischen erhöhter Hauttemperatur und der Entwicklung von Dekubitus festgestellt. Des Weiteren schien das Bettlaken bestehend aus 100% Baumwolle im Vergleich zum Laken aus 42% Baumwolle und 58% Polyester einen Einfluss auf die Dekubitusentstehung zu haben (Evidenzlevel 2). Die Ergebnisse zeigten, dass insgesamt weniger Patienten, die auf dem Laken aus Synthesefasern lagen, einen Dekubitus entwickelten (15% (n = 3)) im Vergleich zu den Patienten, welche auf dem Laken aus Baumwolle (85% (n = 17)) lagen. Das dreilagige, aus synthetischen Fasern bestehende Laken, schien das Mikroklima zwischen der Haut und der Auflage protektiv zu beeinflussen. Die unterschiedlichen Lagen wiesen verschiedene Funktionen auf. Einerseits vermutete man, dass die Hautfeuchtigkeit des Patienten effektiver absorbiert werden konnte, andererseits dass der Reibungskoeffizient reduziert wurde.

3.4.4.2 Besonderheiten bei Kindern: Risikofaktoren

Insgesamt war die Evidenzlage zu spezifischen Risikofaktoren bei Kindern gering. Drei Leitlinien lieferten zusätzliche Evidenz. Die NICE-Leitlinie empfiehlt, dass die Pflegekräfte formell die individuellen Risikofaktoren für jeden Säugling, jedes Baby und jedes Kind evaluieren sollten. Es werden beispielhaft Risikofaktoren genannt, u. a. „neurologische Konditionen", „Mangelernährung" und „stark limitierte Mobilität". In einer Leitlinie, speziell für Säuglinge und Kinder entwickelt, werden intrinsische („Ernährung", „Durchblutung und Sauerstoffversorgung der Haut") und extrinsische („Hautfeuchtigkeit", „Reibung und Scherkräfte") Risikofaktoren unterschieden und weitere Faktoren, wie

z. B. „Intensität und Dauer von Druck auf bestimmte Körperareale" und „Hauttoleranz und Auflageflächen" genannt (Royal Children´s Hospital 2012). Die NPAUP/EPUAP/PPPIA-Leitlinie (2014) empfiehlt, dass bei Säuglingen und Kindern der Einsatz von medizinischen Geräten, wie z. B. Tracheostomiekanülen, Tuben oder Sonden als besonderer Risikofaktor zu beachten ist (Empfehlungsgrad: 👍👍).

Keine der eingeschlossenen systematischen Übersichtsarbeiten und Einzelstudien lieferte zu diesem Aspekt zusätzliche Evidenz.

3.4.4.3 Hautinspektion

In allen eingeschlossenen Leitlinien wurde die Durchführung eines systematischen, engmaschigen Hautassessments als Teil des Risikoassessments empfohlen, wobei die Haut u. a. auf nicht wegdrückbare Rötungen sowie auf Ödeme, Schmerz oder Erhöhung der Hauttemperatur hin untersucht werden sollte (KCE 2012, Empfehlungsgrade: strong; NPUAP/EPUAP/PPPIA 2014, Empfehlungsgrade: 👍👍; AWMA 2012: Empfehlungsgrad C). Dabei sind besonders die Areale der Knochenvorsprünge auf Veränderungen der Hautfarbe und Hautbeschaffenheit hin zu untersuchen (Spinal Cord Medicine 2014). Rötungen sollten auf Wegdrückbarkeit überprüft werden (NPUAP/EPUAP/PPPIA 2014, Empfehlungsgrad:👍👍). Dazu sollte die „Finger-Methode" genutzt werden (Empfehlungsgrad:👍). Die Haut unter und um medizinischen Geräten sollte mindestens zweimal täglich auf druckbedingte Veränderungen und Verletzungen inspiziert werden (Empfehlungsgrad:👍👍). Es wird empfohlen die Pflegekräfte zu schulen, wie eine umfassende Hautinspektion durchgeführt werden sollte (NPUAP/EPUAP/PPPIA 2014, Empfehlungsgrad:👍👍). Eine Hautinspektion sollte als Teil des Risikoassessments so schnell wie möglich nach Aufnahme erfolgen, spätestens aber nach 8 Stunden. Weitere Hautinspektionen sollten im Zusammenhang mit jedem Risikoassessment durchgeführt werden. Bei Verschlechterung des Allgemeinzustandes sollte die Frequenz erhöht werden (NPUAP/EPUAP/PPPIA 2014, Empfehlungsgrad:👍). Die AWMA-Leitlinie (2012) empfiehlt eine Hautinspektion bei jedem Lagerungswechsel durchzuführen.

3.4.4.4 Besonderheiten bei Kindern: Hautinspektion

Die speziell für Kinder entwickelte australische Leitlinie (Royal Children´s Hospital 2012) beschreibt den Zustand der Haut als wichtigen Frühindikator bei Druckbelastung und einem anhaltenden Risiko der Dekubitusentstehung. Daher sollte der Hautzustand bei Säuglingen und Kindern, die ein hohes Dekubitusrisiko aufweisen, direkt nach der Aufnahme und bei jedem Lagerungswechsel auf Anzeichen von druckbedingten Veränderungen hin untersucht werden, wie z. B. Abblassen der Haut, lokale Wärme, Ödeme, Verhärtungen und Läsionen. Besonders zu beachten sind dabei die Hautareale über den Knochenvorsprüngen (z. B. Sakrum, Fersen, Ellbogen und speziell bei Säuglingen der Hinterkopf). Die Empfehlungen zur Frequenz der Hautinspektion variieren je nach Einschätzung des Risikos mit der Glamorgan-Risiko-Skala. Danach sollte bei einer Risikoeinschätzung 10+ zweimal täglich eine Hautinspektion durchgeführt werden, bei 15+ (hohes Risiko) bei jedem Lagerungswechsel und bei 20+ (sehr hohes Risiko) stündlich. Die NICE-Leitlinie empfiehlt bei jedem Lagerungswechsel auf Veränderungen am Hinterhaupt zu achten. Dabei sollte die Hauttemperatur kontrolliert werden und wegdrückbare Rötungen und Farbveränderungen beurteilt werden (NICE 2014). Die NPUAP/EPUAP/PPPIA-Leitlinie (2014) empfiehlt mindestens täglich ein Hautassessment durchzuführen (NPUAP/EPUAP/PPPIA 2014, Empfehlungsgrad:👍👍). Auch diese Leitlinie empfiehlt den Hinterkopf bei Säuglingen und Kindern besonders zu beachten (Empfehlungsgrad:👍👍). Bei Kindern sollte ebenfalls besonders die Haut unter und um medizinischen Geräten mindestens zweimal täglich auf druckbedingte Veränderungen und Verletzungen inspiziert werden (Empfehlungsgrad:👍👍).

3.4.4.5 Risikoassessment

Eine strukturierte Einschätzung des Dekubitusrisikos inklusive einer ausführlichen Dokumentation wird in allen eingeschlossenen Leitlinien empfohlen. Dabei müssen die für das jeweilige Setting und die Population relevanten Risikofaktoren erfasst werden. Vergleichbar mit dem vorherigen Expertenstandard (DNQP 2010) empfiehlt beispielsweise die NICE - Leitlinie (2014) ein zweistufiges Vorgehen für Krankenhauspatienten: Zunächst wird untersucht, ob überhaupt individuelle Risikofaktoren (siehe Kapitel 3.2.1) vorhanden sind. Erst wenn ein oder mehrere Risikofaktoren vorliegen, wird ein vollständiges Risikoassessment durchgeführt. Bewohner, die beispielsweise in Pflegeheimen oder Rehabilitationseinrichtungen aufgenommen werden, sollen dagegen sofort ein umfassendes Risikoassessment erhalten. Andere Leitlinien empfehlen, dass alle Patienten ein umfassendes Risikoassessment erhalten sollten (z. B. AWMA 2012, Empfehlungsgrad: CBR). Dieses sollte u. a. folgende Aspekte beinhalten: Evaluation der Krankengeschichte, Risikoeinschätzung mit Skalen, Beurteilung des Hautzustandes, Mobilitäts- und Aktivitätsassessment, Erhebung des Ernährungszustandes, Kontinenzbewertung, kognitive Bewertung, Beurteilung extrinsischer Risikofaktoren (z. B. Hautfeuchtigkeit, Reibungs- und Scherkräfte) (AWMA 2012). Allgemein wird empfohlen eine strukturierte Untersuchung des Dekubitusrisikos in Form einer umfassenden klinischen Einschätzung des individuellen Risikos durchzuführen. Dabei kann die Nutzung von Risikoskalen unterstützend wirken. Die Untersuchung des Hautzustandes ist ein weiterer wichtiger Aspekt (KCE 2012; NPUAP/EPUAP/PPPIA 2014, Empfehlungsgrad: 👍; NICE 2014). Die Durchführung eines Risikoassessments sollte so schnell wie möglich (KCE 2012), aber auf keinen Fall später als 8 Stunden nach Aufnahme erfolgen (NPUAP/EPUAP/PPPIA 2014, Empfehlungsgrad: 👍👍). Eine Wiederholung sollte in Abhängigkeit von dem individuellen Zustand sowie bei Veränderungen des Allgemeinzustandes durchgeführt werden (NPUAP/EPUAP/PPPIA 2014; Empfehlungsgrad: 👍). Es wird empfohlen, dass erfahrene Pflege- und Gesundheitsfachkräfte das Risikoassessment durchführen (AWMA 2012).

Basierend auf der systematischen Übersichtsarbeit von Coleman et al. 2013 entwickelten Coleman et al. (2014) einen Vorschlag für ein strukturiertes Risikoassessment. Dabei empfehlen sie ein zweistufiges Vorgehen, bei dem zuerst bei jedem Pflegebedürftigen überprüft werden soll, ob Immobilität vorliegt oder bereits ein Dekubitus existiert bzw. vorhanden war. Erst bei Vorliegen mindestens eines dieser Merkmale wird ein umfassendes Assessment durchgeführt, bei dem weitere Faktoren untersucht werden: Immobilität, Dekubitusstatus (vorhanden oder in der Vergangenheit bereits aufgetreten), allgemeiner Gesundheitszustand, Durchblutung, Diabetes, sensorische Wahrnehmung, Hautfeuchtigkeit und Ernährungszustand.

3.4.4.6 Besonderheiten bei Kindern: Risikoassessment

Besonderheiten bei der Durchführung eines Risikoassessments bei Kindern wurden in drei Leitlinien thematisiert (NPUAP/EPUAP/PPPIA 2014; Royal Children´s Hospital 2012; NICE 2014). Eine speziell für Kinder entwickelte Leitlinie (Royal Children´s Hospital 2012) empfiehlt die Durchführung eines umfassenden Risikoassessments für alle Säuglinge und Kinder direkt bei der Aufnahme in die Pflegeeinrichtung, aber spätestens nach 6 Stunden. Eine Wiederholung dieses Assessments sollte täglich erfolgen sowie bei Änderung des Zustandes, bei Verlegung und bei Entlassung. Die NICE-Leitlinie (2014) hingegen empfiehlt auch bei Kindern ein zweistufiges Vorgehen der Risikountersuchung, bei dem wie bei Erwachsenen erst geprüft wird ob ein bzw. mehrere Risikofaktoren vorhanden sind, bevor ein umfassendes Risikoassessment durchgeführt wird. Hingegen soll bei Kindern, die in Pflegeeinrichtungen oder Rehabilitationseinrichtungen aufgenommen werden, sofort ein umfassendes Risikoassessment durchgeführt werden.

Das umfassende Assessment sollte, abgeleitet aus den eingeschlossenen Leitlinien, folgende Aspekte enthalten:

- Vorgeschichte von langanhaltenden Druck auf Körperarealen vor Aufnahme
- Beurteilung des Hinterhauptbereichs
- Grad der Aktivität und Mobilität
- Body Mass Index/Geburtsgewicht
- Reife der Haut bzw. des Hautzustandes
- Raumtemperatur und Luftfeuchtigkeit
- Ernährungsindikatoren; Flüssigkeitsstatus
- Durchblutung und Sauerstoffversorgung der Haut
- Medikation (z. B. blutdrucksteigernde Medikamente)
- externe Geräte (z. B. Sonden) und
- Dauer des Krankenhausaufenthalts (Royal Children´s Hospital 2012; NPUAP/EPUAP/PPPIA 2014, Empfehlungsgrad: 👍👍; NICE 2014).

3.4.4.7 Risikoskalen und klinischer Nutzen

Seit Jahrzehnten finden Dekubitusrisikoskalen in der täglichen klinischen Praxis Anwendung. Ein Großteil der beschriebenen Risikofaktoren ist Bestandteil der Risikoskalen. In allen eingeschlossenen Leitlinien werden Risikoskalen als Teil des Risikoassessments thematisiert. Die am häufigsten genannten Risikoskalen sind z. B. Braden-, Norton-, Waterlow- und Cubbin -Jackson Skala. Jedoch konnte keine Evidenz gefunden werden, dass eine Risikoskala der anderen überlegen ist. Es wird ausdrücklich darauf hingewiesen, dass die Einschätzung des individuellen Risikos mit Hilfe einer Risikoskala allein nicht ausreichend ist. Ein umfassendes klinisches Assessment muss durchgeführt werden. Eine Risikoskala sollte dabei nur unterstützend wirken (NPUAP/EPUAP/PPPIA 2014, Empfehlungsgrad:👍👍; NICE 2014; AWMA 2012, Empfehlungsgrad: CBR).

Die Untersuchungen der Interrater- und Intrarater-Reliabilitäten haben in Bezug auf die Nutzung von standardisierten Risikoskalen im klinischen Alltag eine besondere Relevanz (Bartholomeyczik et al. 2007). Die Interrater-Reliabilität wird meist in Reliabilitätskoeffizienten ausgedrückt, welche theoretisch zwischen -1 und +1 variieren können. Werte von -1 bis 0 bedeuten keine Reliabilität, Werte nahe +1 perfekte Reliabilität. Davon abzugrenzen ist die absolute Beurteilerübereinstimmung, die meist in Prozent angegeben wird und aussagt, wie übereinstimmend die ermittelten Werte oder Diagnosen zwischen den Beurteilern waren.

Zwei der eingeschlossenen Leitlinien liefern Evidenz zur Reliabilität und Validität für verschiedene Risikoskalen, wie z. B. die modifizierte Norton-Skala (ICC für Gesamtscore: 0,82) Braden (ICC: 0,72 bis 0,95), Waterlow (ICC (2 Studien): 1,0 und 0,36) (AWMA 2012; NPUAP/EPUAP/PPPIA 2014). Die Braden-, Norton- und Waterlow - Skala werden als valide und reliable Instrumente zur Klassifizierung des Dekubitusrisikos bei Erwachsenen beschrieben. Es wird empfohlen, sie nur im Zusammenhang mit einem umfassenden Risikoassessment zu nutzen (AWMA 2012, Empfehlungsgrad: B, CBR).

Mit Hilfe von Odds ratios, Sensitivitäten und Spezifitäten, positiven und negativen Vorhersagewerten und ROC-Kurven wurde die prognostische Validität von Risikoskalen in 3 eingeschlossenen Leitlinien (AWMA 2012; NPUAP/EPUAP/PPPIA 2014; NICE 2014) und 5 systematischen Übersichtsarbeiten (Garcia-Fernandez et al. 2011; Kottner et al. 2013; Lozano-Montoya et al. 2016; Moore & Webster 2013; Park et al. 2015) zusammenfassend dargestellt und in 2 Prognosestudien (Jin et al. 2015; Petzold et al. 2014) untersucht.

Die NPUAP/EPUAP/PPPIA-Leitlinie (2014) fasst basierend auf einer systematischen Übersichtsarbeit (Chou et al. 2013) die psychometrische Qualität der drei am häufigsten genutzten Skalen zusammen (Braden-, Norton-, Waterlow - Skala). Die Waterlow - Skala zeigte die höchste Sensitivität (1,00 und 0,88) und die niedrigste Spezifität (0,13; 0,29), allerdings basieren diese Ergebnisse auf nur 2 Studien. Die Braden- und Norton - Skala zeigten vergleichsweise ähnliche Werte für die Sensitivität (Median: 0,74; 0,75). Die Spezifität ist bei beiden gleich (Median: 0,68). Die AWMA-Leitlinie (2012) beschreibt ebenfalls eine hohe Sensitivität und niedrige Spezifität für die Waterlow-Skala (82% vs. 27%). Die Werte für die Braden- und Norton - Skala für Sensitivität (57% vs. 47%) fallen dagegen niedriger aus im Vergleich zur NPUAP/EPUAP/PPPIA-Leitlinie (2014).

Drei systematische Übersichtsarbeiten fassten die Evidenz zu verschiedenen Risikoskalen zusammen (Park et al. 2015; Moore & Cowman 2014; Lozano - Montoya et al. 2016). Die Risikoskalen Braden-, Waterlow- und Ramstadius - Skala wurden mit der klinischen Einschätzung verglichen. Dabei konnte kein signifikanter Unterschied zwischen den Risikoskalen und der klinischen Einschätzung, bezüglich der Effektivität in der Reduzierung der Dekubitusinzidenz, festgestellt werden (Lozano-Montoya et al. 2016). Eine andere systematische Übersichtsarbeit verglich die Evidenz zur Validität dreier Dekubitusrisikoskalen: Braden-, Norton- und Waterlow - Skala (Park et al. 2015). Alle drei Instrumente zeigten moderate Ergebnisse zur Vorhersagefähigkeit der Entwicklung von Dekubitus. Jedoch zeigten die eingeschlossenen Studien eine hohe Heterogenität (z. B. verschiedene Cut-Offs) und waren dadurch nicht vergleichbar. Ein Cochrane Review (Moore & Cowman 2014) untersuchte den Einfluss der strukturierten Anwendung von Risikobewertungsinstrumenten auf die Dekubitusinzidenz. Die Evaluation des Dekubitusrisikos vom Pflegepersonal ohne Training mit Hilfe der Braden - Skala im Vergleich zu der Einschätzung von trainierten Pflegekräften sowie einer unstrukturierten Risikoeinschätzung ergab keine Unterschiede in der Dekubitusinzidenz. Die Untersuchung der Effekte zwischen der Risikoeinschätzung mit Hilfe der Waterlow - Skala und der Ramstadius - Skala im Vergleich zu keinem Risikoassessement zeigte keinen Unterschied in der Dekubitusinzidenz.

Zwei zusätzliche Einzelstudien untersuchten die prädiktive Validität der Braden - Skala (Jin et al. 2015; Petzold et al. 2014). Ein Cut-Off zwischen 18 und 19 zeigte die beste Sensitivität und negative Vorhersagewerte (Jin et al. 2015, Evidenzlevel 4). Die Anwendung der Braden - Skala auf „Normalstationen" zeigte bei Petzold et al. (2014) eine gute prognostische Validität. Im Vergleich dazu war die vorhersagende Validität bei der Anwendung auf Intensivstationen eher schlecht (Evidenzlevel 3).

3.4.4.8 Besonderheiten bei Kindern: Risikoskalen

Zur Anwendung von Risikoskalen bei Kindern wurden in vier Leitlinien Empfehlungen ausgesprochen (AWMA 2012; NPUAP/EPUAP/PPPIA 2014; Royal Children´s Hospital 2012; NICE 2014). Für Kinder wurde ebenso wie für Erwachsene eine strukturierte Evaluation des Dekubitusrisikos empfohlen. Als Teil dieses strukturierten Assessments wurden verschiedene Skalen zur Erhebung des Dekubitusrisikos genannt, wie z. B. die Glamorgan Skala, Neonatal Skin Risk Assessment Skala for Predicting Skin Breakdown (NSRAS), Braden Q, Burn Pressure Ulcer Skin Risk Assessment Skala (BPUSRAS) oder die Starkid Skin Skala. Die berichtete Validität und Reliabilität verschiedener Skalen in der Leitlinie der AWMA (2012) beruhten auf einer eingeschlossenen systematischen Übersichtsarbeit von Kottner et al. (2013). Für vier Risikoskalen wird die Interrater - Reliabilität aufgeführt: NSRAS (Pearson´s r = -0,27 bis 1,00 über die Items), BPUSRAS (ICC = 0,99), Starkid Skin Skala (Pearson´s r = 0,85 für Gesamtscore) und Glamorgan Skala (100% Übereinstimmung). Insgesamt ist nur limitierte Evidenz zur Effektivität von Risikoskalen in Bezug auf die Reduzierung der Dekubitusinzidenz bei Säuglingen und Kindern vorhanden. Zusammenfassend wurde in einer Leitlinie (AWMA 2012) festgestellt, dass es keine qualitativ hochwertige Evidenz gibt, die einen Zusammenhang zwischen der strukturierten Erhebung des Dekubitusrisikos mit einer Skala und der Senkung der Dekubitusinzidenz zeigte. Es konnte auch keine Überlegenheit einer Skala gegenüber einer anderen in den Leitlinien festgestellt werden.

Zwei systematische Übersichtsarbeiten untersuchten die Evidenz zu Risikoskalen bei Kindern (Garcia Fernandez et al. 2011; Kottner et al. 2013). Kottner et al. (2013) evaluierte die Literatur zu vorhandenen Dekubitusrisikoskalen für Kinder sowie ihre diagnostische Genauigkeit und ihre klinische Bedeutung. Insgesamt wurden 12 pädiatrische Dekubitusrisikoskalen identifiziert. Drei Skalen wurden auf ihre diagnostische Genauigkeit hin untersucht. Die Skala für Neugeborene (NSRAS), Braden Q und die Dekubitusrisikoskala für Patienten mit Verbrennungen (BPUSRAS) zeigten lediglich moderate Validität. Basierend auf der Evidenzgrundlage war keine Risikoskala einer anderen überlegen. Garcia-Fernandez et al. (2011) identifizierten drei Skalen, die in Untersuchungen validiert wurden. Die Braden Q Skala war die einzige, die eine gute Validität und Vorhersagefähigkeit zeigte. In Bezug auf die Beurteilerübereinstimmung zu den einzelnen Items zeigten fast alle untersuchten Skalen gute Ergebnisse. Abweichungen zwischen den Ratern gab es bei den Items „unzureichende Ernährung" der Glamorgan-Skala und „Ernährung" mit der Starkid Skin Skala. Eine gute Beurteilerübereinstimmung wurde zwischen den Items „Gesundheitszustand", „Aktivität" und „Ernährung" der Neonatal Skin Risk Assessment Skala ermittelt (Garcia Fernandez et al. 2011).

Zwei Reliabilitätsstudien evaluierten die Glamorgan Skala zur Einschätzung des Dekubitusrisikos bei Kindern im Vergleich zur Visual Analogue Skala (VAS) (Kottner et al. 2012a; Kottner et al. 2012b). Die Evaluation der deutschen Version der Glamorgan Skala ergab eine schlechte Interrater-Reliabilität. Die Autoren kamen zu dem Schluss, dass beide Skalen für die tägliche Anwendung im klinischen Setting nicht geeignet zu sein scheinen (Evidenzlevel 3).

3.4.4.9 Zusammenfassung: Risikoskalen, Risikofaktoren und Hautinspektion

Vergleichende Untersuchungen zu den Kausalitäten der Dekubitusentstehung deuten darauf hin, dass Immobilität, der Hautzustand/Dekubitus und schlechte Durchblutung einen direkten kausalen Zusammenhang mit der Dekubitusentstehung haben. Weitere Risikofaktoren wie z. B. Harn- und Stuhlinkontinenz, Hauttemperatur, Untergewicht, höheres Lebensalter und Diabetes mellitus erhöhen in Kombination mit den kausal direkt wirkenden Faktoren das Dekubitusrisiko. Die Einschätzung des individuellen Dekubitusrisikos sollte immer möglichst bald nach der Aufnahme erfolgen. Leitlinienempfehlungen zu Folge sollten nicht mehr als 8 Stunden zwischen Aufnahme und Risikoassessment liegen. Es werden sowohl ein zweistufiges Vorgehen (Screening gefolgt von umfassendem Assessment) und ein sofortiges umfassendes klinisches Assessment propagiert. Welches Vorgehen bevorzugt wird, hängt schließlich vom Setting ab. Zur Evaluation des Dekubitusrisikos sollte das Vorhandensein von potentiellen Risikofaktoren untersucht werden und ein Hautassessment durchgeführt werden, der Ernährungszustand eingeschätzt werden und der allgemeine Gesundheitszustand berücksichtigt werden. Risikoskalen können dabei unterstützend wirken. Wie auch schon in den vorherigen Literaturstudien zum Expertenstandard Dekubitusprophylaxe von 2000, 2004 und 2010 festgestellt wurde, gibt es keine Belege dafür, dass die Verwendung von Risikoskalen zu einer Senkung der Dekubitusinzidenz führt. Es wurde keine Evidenz gefunden, dass eine Risikoskala einer anderen überlegen ist. Studien zur prädiktiven Validität sind limitiert. Der klinische (Zusatz-)Nutzen von standardisierten Risikoinstrumenten in der Praxis ist nicht belegt.

3.5 Bewegung, Positionierung und Lagerung

Alle eingeschlossenen internationalen Leitlinien (n = 5) behandeln Prophylaxemaßnahmen zur Bewegung, Positionierung und Lagerung in unterschiedlichen Settings (z. B. Krankenhaus, Pflegeheim, Reha-Einrichtungen oder Häuslichkeit). Bis auf eine Leitlinie (NICE 2014) gibt es keine konkreten Empfehlungen für Wechsellagerungsintervalle. Die NICE (2014) Leitlinie empfiehlt eine mindestens sechsstündliche Wechsellagerung für Erwachsene mit Dekubitusrisiko und eine mindestens vierstündliche Wechsellagerung für Erwachsene mit hohem Dekubitusrisiko. Für Patienten mit Rückenmarksverletzungen empfiehlt eine Leitlinie eine zwei- beziehungsweise vierstündliche Wechsellagerung (Spinal Cord Medicine 2014). Unabhängig von der Frequenz der Wechsellagerung wird ein Positionierungsprotokoll empfohlen. Zudem sollten folgende Faktoren hinsichtlich der Bewegung, Positionierung und Lagerung von Patienten Berücksichtigung finden:

- Wechsellagerung angepasst an das Dekubitusrisiko,
- Gesundheitszustand,
- Hautzustand,
- Aktivitäts- und Mobilitätslevel,
- Komfort,
- Implementierung der Maßnahmen in den übergeordneten Pflegeplan,
- Eigenschaften der Matratze, Auflage oder Unterlage des Patienten (AWMA 2012; KCE 2012; NPUAP/EPUAP/PPPIA 2014; Spinal Cord Medicine 2014; NICE 2014)

Grundsätzlich wird empfohlen, ressourcenorientiert zu arbeiten und die Möglichkeiten der Patienten mit einzubeziehen sowie das Gesundheitspersonal regelmäßig zu schulen.

3.5.1 Wechsellagerung in liegender Position

Die 30° beziehungsweise 40° Seitenwechsellagerung in liegender Position bei Erwachsenen wird in drei Leitlinien empfohlen (AWMA 2012; KCE 2012; NPUAP/EPUAP/PPPIA 2014). Dabei sollte ein Wechsel zwischen einer Rechtsseitenlagerung, Rückenlagerung und Linksseitenlagerung dominierend sein und die Oberkörperhochlagerung maximal 30° oder weniger betragen. Eine Leitlinie empfiehlt, die 90° Seitenlagerung im Bett zu vermeiden (NPUAP/EPUAP/PPPIA 2014; Empfehlungsgrad: 👍). Bei jeder Positionierung sollte die Fersenposition und der Druck auf Knochenvorsprünge (z. B. Beckenkamm, Sakralbereich) regelmäßig überprüft (AWMA 2012; KCE 2012) und bei Patienten mit Rückenmarksverletzungen vollständig vermieden werden (Spinal Cord Medicine 2014). Des Weiteren rät die NPUAP/EPUAP/PPPIA Leitlinie aus 2014 eine Lagerung auf bestehende Erytheme an Knochenvorsprüngen zu vermeiden.

Aktuell wurden zwei systematische Übersichtsarbeiten in die Literaturanalyse eingeschlossen. Die Arbeit von Lozano - Montoya et al. (2016) untersuchte sieben RCTs und ein CCT zu unterschiedlichen Lagerungsmethoden. Dabei konnte in sieben Studien kein signifikanter Unterschied zwischen den Wechsellagerungsmethoden gefunden werden. Ein CCT untersuchte den Effekt von keiner Lagerung gegenüber einer zwei-, drei-, vier- oder sechsstündlichen Wechsellagerung. Unabhängig von der Frequenz wurde beobachtet, dass sich die Wechsellagerung präventiv auf die Entstehung von Grad II–IV Dekubitus auswirkt (RR 0,70; 95% KI 0,49–1,0). Eine weitere systematische Übersichtsarbeit von Gillespie et al. (2014) untersuchte insgesamt zwei RCTs, ein CCT und eine Kostenanalyse. Die zwei RCTs untersuchten die dreistündliche 30° und sechsstündliche 90° Seitenwechsellagerung beziehungsweise die dreistündliche 30° und dreistündliche 90° Wechsellagerung. Im Ergebnis war die Dekubitusinzidenz (Kategorie I und II) in der dreistündlichen 30° Wechsellagerung signifikant geringer (RR 0,27; 95% KI 0,08–0,91) gegenüber der dreistündlichen 90° Wechsellagerung. In dem weiteren RCT konnte kein statistisch signifikanter Unterschied zwischen einer dreistündlichen 30° und einer dreistündlichen 90° bzw. Rückenlage über Nacht festgestellt werden. Ein CCT untersuchte die zweistündliche und dreistündliche Wechsellagerung auf Standardkrankenhausmatratzen gegenüber der vierstündlichen und sechsstündlichen Wechsellagerung auf viskoelastischen Schaumstoffmatratzen. Die Wahrscheinlichkeit der Dekubitusentwicklung der zweistündlichen gegenüber der dreistündlichen Wechsellagerung auf Standardkrankenhausmatratzen war gleich (RR 0,90; 95% KI 0,69–1,16). Die Kostenanalyse kam zu dem Ergebnis, dass die dreistündliche 30° Wechsellagerung über Nacht im Vergleich zur sechsstündlichen 90° Wechsellagerung über Nacht kosteneffektiver ist (inkrementelle Differenz -46,50€; 95% KI -1,25€ bis -74,60€).

Insgesamt wurden drei randomisiert, kontrollierte Einzelstudien zur Bewegung, Positionierung und Lagerung eingeschlossen. Eine Studie von Bergstrom et al. (2014) (Evidenzlevel 2) untersuchte unterschiedliche Wechsellagerungsintervalle in der Langzeitpflege bei Bewohnern im Alter von 65 Jahren oder älter. Eine weitere Studie von Paulden et al. (2014) (Evidenzlevel 2) untersuchte aufbauend auf dieser Studie die Kosteneffektivität der Intervention. Die Dekubitusinzidenz betrug 2,49% (n = 321) bei einer zweistündlichen, 0,61% (n = 326) bei einer dreistündlichen und 3,05% (n = 295) bei einer vierstündlichen Wechsellagerung. Im Gruppenvergleich war dieses Ergebnis nicht signifikant (p = 0,68). Paulden et al. (2014) fand heraus, das die dreistündliche und vierstündliche Wechsellagerung kosteneffektiver gegenüber der zweistündlichen Wechsellagerung (11,05$ und 16,74$ pro Bewohner/Tag) war. Die dritte Studie von Manzano et al. (2014) untersuchte die zweistündliche Wechsellagerung gegenüber der vierstündlichen Wechsellagerung im selben Intervall (30° links; 30° Kopfhebung und Fersen frei in der Rückenlage; 30° rechts). Die Dekubitusinzidenz war bei einer zweistündlichen Wechsellagerung geringer, aber nicht signifikant (10,3% und 13,4%; p = 0,73; Evidenzlevel 2).

3.5.2 Lagerung in Bauchlage

Eine Leitlinie spricht Empfehlungen für die Bauchlagerung aus (NPUAP/EPUAP/PPPIA 2014). Aussagen zu Wechsellagerungsintervallen werden dabei nicht getroffen. Das Benutzen einer druckreduzierenden Unterlage sowie die Beurteilung von unterschiedlichen Prädilektionsstellen (z. B. Brustkorb, Knie, Schambein, Penis, Beckenkamm) je Rotation werden empfohlen (Empfehlungsgrad:).

Keine der eingeschlossenen systematischen Übersichtsarbeiten und Einzelstudien lieferte zu diesem Aspekt zusätzliche Evidenz.

3.5.3 Sitzende Position

Für Patienten in sitzender Position empfehlen drei Leitlinien folgende präventive Maßnahmen:

- Körperstabilität und Handlungsfreiheit gewährleisten,
- Komfort, Hautinspektion und Minimierung des Druckes auf den Prädilektionsstellen,
- Heruntergleiten des Patienten mit Hilfe von Armlehnen und Fußstützen vermeiden,
- Sichere Position der Füße direkt auf dem Boden oder mit Hilfe der Fußstützen,
- Inadäquate Knie- und Achillessehnenstreckung durch höhergestellte Beinstützen vermeiden,

- Optimale Ausrichtung der unteren Extremitäten, z. B. 90° Stellung der Hüften, Knie und Füße und Vermeidung einer <90° Hüftstellung (AWMA 2012; KCE 2012; NPUAP/EPUAP/PPPIA 2014).

Zusammenfassend wird die Empfehlung gegeben, das Verbleiben in sitzender Position ohne Druckentlastung zeitlich zu limitieren und den Transfer mit druck- und scherkräftereduzierenden Hilfsmitteln durchzuführen (Empfehlungsgrad: CBR, 👍👍). Sitzen auf existierenden Erythemen sollte vermieden werden.

Keine der eingeschlossenen systematischen Übersichtsarbeiten und Einzelstudien lieferte zu diesem Aspekt zusätzliche Evidenz.

3.5.4 Besondere Hinweise bei Druckeinwirkung aufgrund von Zu- oder Ableitungen

Zwei Leitlinien raten, jegliche Druckeinwirkung durch Medizinprodukte zu vermeiden (KCE 2012, kein Empfehlungsgrad angegeben; NPUAP/EPUAP/PPPIA 2014, Empfehlungsgrad: 👍👍). Zusätzliche Hautinspektionen (mehr als zweimal täglich), die Überprüfung der korrekten Verwendung (Lage, Größe, Material), die sofortige Entfernung bei Kontraindikation, spezielle Hautpflege, regelmäßige Lagerungswechsel von beispielsweise Sonden oder das Heranziehen von präventiven Auflagen wird in diesem Zusammenhang empfohlen (NPUAP/EPUAP/PPPIA 2014).

Keine der eingeschlossenen systematischen Übersichtsarbeiten und Einzelstudien lieferte zu diesem Aspekt zusätzliche Evidenz.

3.5.5 Besondere Hinweise bei Druckeinwirkung im Operationssaal

Für die präventive Lagerung während einer Operation werden in zwei Leitlinien das Vermeiden von Scherkräften sowie die vollständige Freilagerung der Fersen empfohlen (AWMA 2012, Empfehlungsgrad: CBR; KCE 2012, kein Empfehlungsgrad angegeben).

Keine der eingeschlossenen systematischen Übersichtsarbeiten und Einzelstudien lieferte zu diesem Aspekt zusätzliche Evidenz.

3.5.6 Lagerung zur Prophylaxe von Fersendekubitus

Die NPUAP/EPAUP/PPPIA Leitlinie aus 2014 empfiehlt Maßnahmen speziell zur Prävention von Fersendekubitus. Darunter zählen Maßnahmen wie: regelmäßige Hautinspektion, vollständige Fersenfreilagerung (Empfehlungsgrad: 👍👍), 5° bis 10° Kniebeugung, Druck auf den Prädilektionsstellen (z. B. Achillessehnen) vermeiden (Empfehlungsgrad:👍) (NPUAP/EPUAP/PPPIA 2014).

Keine der eingeschlossenen systematischen Übersichtsarbeiten und Einzelstudien lieferte zu diesem Aspekt zusätzliche Evidenz.

3.5.7 Besonderheiten bei Kindern

Die 30° beziehungsweise 40° Seitenwechsellagerung in liegender Position bei Neugeborenen und Kindern wird explizit in einer Leitlinie empfohlen (Royal Children´s Hospital 2012). In jeder Positionierung sollte die Fersenposition und der Druckeinfluss auf Knochenvorsprünge (z. B. Beckenkamm, Sakralbereich) regelmäßig überprüft werden. Neugeborene, Säuglinge, Kinder und Jugendliche, welche große Veränderungen in der Körperlage, aufgrund des Gesundheitszustandes nicht tolerieren können, sollten häufiger im Rahmen kleinerer Lagerungen bewegt werden, um einer Dekubitusentstehung vorzubeugen. Vor allem während der Wechsellagerung sollte eine Druckeinwirkung am Kopf und der Kopfhaut vermieden werden.

Des Weiteren empfiehlt die Leitlinie zur Prophylaxe von Dekubitus bei Neugeborenen und Kindern, Zu- und Ableitungen, wie Magensonden oder Beatmungssonden, zweistündlich zu positionieren um einer langfristigen Druckeinwirkung unter den Sonden vorzubeugen (Royal Children´s Hospital 2012).

Keine der eingeschlossenen systematischen Übersichtsarbeiten und Einzelstudien lieferte zu diesem Aspekt zusätzliche Evidenz.

3.6 Matratzen, Auflagen und andere Lagerungsmittel

Alle eingeschlossenen Leitlinien (n = 6) sprechen Empfehlungen zur Benutzung von Auflagen, Matratzen und anderen Lagerungsmitteln aus. Insgesamt konnten drei systematische Übersichtsarbeiten zu diesem Thema in die Literaturanalyse eingeschlossen werden (Huang, Chen & Xu 2013; Lozano-Montoya et al. 2016; McInnes et al. 2015).

Die in dieser Literaturübersicht verwendeten Definitionen von Matratzen und Auflagen, angelehnt an den GKV-Hilfsmittelkatalog, NPUAP Support Surface Standards Initiative 2007 und McInnes et al. 2015, sind in Tabelle 2 (Seite 43) dargestellt.

Anhand dieser Terminologie ist die zugrunde liegende Evidenz der Literaturübersicht im Folgenden gegliedert.

3.6.1 Intermittierende Entlastung (aktiv)

Dieses Kapitel analysiert die zugrunde liegende Evidenz bezüglich Matratzen, Auflagen und anderen Lagerungsmitteln, welche eine intermittierende Entlastung im Rahmen der Dekubitusprophylaxe schaffen. Diese Systeme werden in der Literatur auch als „aktive" oder „high tech" Systeme beschrieben (z. B. McInnes et al. 2015; NICE 2014). Das Grundprinzip dieser Systeme beruht auf luftgefüllten Kammern, welche sich abwechselnd mit Luft befüllen und entleeren. Dadurch kann eine Druckentlastung im Wechsel auf unterschiedliche Körperregionen erfolgen.

3.6.1.1 Wechseldruckmatratzen

Vier der analysierten Leitlinien empfehlen den Einsatz von Wechseldruckmatratzen bei Risikopatienten als Alternative zu reaktiven Systemen (AWMA 2012, Empfehlungsgrad: A; KCE 2012, Empfehlungsgrad: Stark; NPUAP/EPUAP/PPPIA 2014, Empfehlungsgrad: C; NICE 2014). Des Weiteren wird empfohlen, Wechseldruckmatratzen bei Risikopatienten, die eine höher frequentierte Wechsellagerung aufgrund des gesundheitlichen Zustandes nicht tolerieren können, zu wählen (NPUAP/EPUAP/PPPIA 2014). Die Empfehlung dieser Leitlinie, auf kleinzellige Wechseldrucksysteme zu verzichten, wurde vom Entwicklungsteam zurückgezogen (NPUAP/EPUAP/PPPIA 2016). Die Bewertung der Wirksamkeit von Wechseldruckmatratzen und Auflagen ist im Allgemeinen durch unangemessene und ungenaue Spezifikationen der Produkte in den Studien erschwert. Die Diversität der Wirkungsmechanismen der verwendeten Matratzen (bspw. Größe der Zellen, Zellendruck, Zellenaufbau, Inflations-/Deflationszyklus, Amplitude/Frequenz und verschiedene Sicherheitsmerkmale) erschweren die Bewertung zusätzlich (NPUAP/EPUAP/PPPIA 2016).

Die systematische Übersichtsarbeit von Lozano-Montoya et al. (2016) evaluierte 41 Studien zu unterschiedlichen Matratzen (z. B. Wechseldrucksysteme, Weichlagerungssysteme, Standardmatratzen, Schaumstoffmatratzen) in verschiedenen Settings (Akut- oder Langzeitpflege). Die Metaanalyse von drei Studien in der Akut- und Langzeitversorgung zeigte einen präventiven Effekt von Wechseldruckmatratzen gegenüber Standardschaumstoffmatratzen (RR 0,19; 95% KI 0,08–0,50). Vergleichbare präventive Effekte konnten im Vergleich von Wechseldrucksystemen gegenüber Standardschaumstoffmatratzen während und nach einem chirurgischen Eingriff festgestellt werden (RR 0,21; 95% KI 0,06–0,70).

Die Arbeit von McInnes et al. (2015) metaanalysierte teilweise die gleichen Studien wie Lozana-Montoya et al. (2016) und konnte ebenfalls einen präventiven Effekt der Wechseldrucksysteme gegenüber Standardmatratzen nachweisen (RR 0,31; 95% KI 0,17–0,58). In zehn weiteren Studien wurden Wechseldrucksysteme gegenüber Standardmatratzen nach und während chirurgischem Eingriff in der systematischen Übersichtsarbeit von McInnes et al. (2015) untersucht. Zwei RCTs und eine quasi-randomisierte Studie konnten in der Metanalyse den postoperativen präventiven Effekt von Wechseldruckmatratzen belegen (OR 0,07; 95% KI 0,01–0,49;). Die Evidenz zur intraoperativen Dekubitusprophylaxe durch Wechseldrucksysteme zeigte keinen statistisch signifikanten Unterschied (OR 0,59; 95%; KI 0,34–1,01). Zudem wurden sechs Studien untersucht, welche Wechseldrucksysteme gegeneinander verglichen. Evidenz zu Unterschieden zwischen den Wechseldrucksystemen bezogen auf den präventiven Effekt konnten nicht gefunden werden.

Keine der eingeschlossenen Einzelstudien lieferte zu diesem Aspekt zusätzliche Evidenz.

3.6.1.2 Wechseldruckauflagen oder Kissen

Zwei Leitlinien treffen Aussagen zu Wechseldruckauflagen (NPUAP/EPUAP/PPPIA 2014; Spinal Cord Medicine 2014). Diese sollten, ebenso wie Wechseldruckmatratzen, gewählt werden, wenn eine höher frequentierte Wechsellagerung nicht möglich ist. Für Patienten mit Querschnittlähmung in sitzender Position empfiehlt eine Leitlinie nach den Bedürfnissen der Person die Unterlage zu wählen (Spinal Cord Medicine 2014). Eine Aussage zur höheren Effektivität einer Auflage gegenüber einer anderen kann aufgrund der limitierten Evidenz nicht getroffen werden.

Eine eingeschlossene systematische Übersichtsarbeit traf Aussagen zu Wechseldruckauflagen. McInnes et al. (2015) analysierten sechs Studien zu unterschiedlichen Wechseldrucksystemen. Im Vergleich zu Wechseldruckauflagen gegenüber Wechseldruckmatratzen wurden keine signifikanten Unterschiede beobachtet.

Keine der eingeschlossenen Einzelstudien lieferte zu diesem Aspekt zusätzliche Evidenz.

3.6.2 Kontinuierliche Weichlagerung (reaktiv)

Im Folgenden wird die analysierte Evidenz der Leitlinien, systematischen Übersichtsarbeiten und Einzelstudien zu reaktiven Systemen zur Dekubitusprophylaxe betrachtet. Das Grundprinzip dieser Matratzen und Auflagen ist eine konstante Weichlagerung und damit ein niedrigerer Druck. Diese entsteht, wenn der Körper in das Lagerungssystem „einsinkt" und es somit zu einer Vergrößerung der Auflagefläche kommt.

3.6.2.1 Weichlagerungsmatratzen

Vier der eingeschlossenen Leitlinien empfehlen den Einsatz von Weichlagerungsmatratzen gegenüber Standardmatratzen (AWMA 2012, Empfehlungsgrad: A; KCE 2012, Empfehlungsgrad: Stark; NPUAP/EPUAP/PPPIA 2014, Empfehlungsgrad: 👍; NICE 2014). Eine Leitlinie empfiehlt alle Personen, welche in der Sekundärversorgung (bspw. Pflegeheim) aufgenommen werden und Risikopersonen in der Primär- und ambulanten Versorgung auf eine spezifizierte Schaumstoffmatratze zu lagern (NICE 2014). Bei Risikopatienten sollten Matratzen ohne druckverteilende oder druckentlastende Eigenschaften vermieden werden (KCE 2012, Empfehlungsgrad: Stark). Die Wahl einer bestimmten Weichlagerungsmatratze ist aufgrund der limitierten Evidenz nicht eindeutig möglich, jedoch werden höher spezifizierte Systeme empfohlen.

Die systematische Übersichtsarbeit von Lozano-Montoya et al. (2016) evaluierte drei Studien bezüglich der Effektivität von Low-Air-Loss Matratzen gegenüber anderen Weichlagerungsauflagen. Die Ergebnisse zeigten, das Low-Air-Loss Matratzen eine höhere protektive Wirkung im Vergleich zu anderen Weichlagerungsauflagen aufwiesen (RR 0,33, 95% KI 0,16–0,67). Die systematische Übersichtsarbeit von Huang et al. (2013) bestätigte diese Ergebnisse. Im Vergleich von Weichlagerungssystemen, Standardschaumstoffmatratzen und Schaumstoffauflagen wurden 23 RCTs und ein CCT analysiert. Darunter konnte in der Zusammenfassung von neun RCTs und einem CCT ein präventiver Effekt von Weichlagerungssystemen gegenüber Standardschaumstoffmatratzen gezeigt werden (RR 0,44; 95% KI 0,26–0,72). Diese Ergebnisse werden durch das Cochrane Review von McInnes et al. (2015) bestätigt. Die Analyse von sechs weiteren Studien zeigte einen positiven Effekt der Weichlagerungssysteme auf das Risiko (fünf Studien: RR 0,40; 95% KI 0,21–0,74/eine Studie: RR 0,41; 95% KI 0,19–0,87).

Insgesamt sieben eingeschlossene RCTs in der systematischen Übersichtsarbeit von McInnes et al. (2015) verglichen Weichlagerungssysteme (Schaumstoffmatratzen und -auflagen) gegeneinander. Zwei RCTs fanden heraus, dass je höher die Spezifizierung des Schaumstoffes, je höher der präventive Effekt gegenüber eines Standardschaumstoffsystems. Die fünf verbleibenden RCTs fanden keine statistisch signifikanten Unterschiede im Gruppenvergleich. Schlussfolgernd wurden die Ergebnisse der Studien als inadäquat bewertet, um Empfehlungen zu unterschiedlichen Schaumstoffsystemen zu geben.

Keine der eingeschlossenen Einzelstudien lieferte zu diesem Aspekt zusätzliche Evidenz.

3.6.2.2 Weichlagerungsauflagen oder Kissen

Alle eingeschlossenen Leitlinien sprechen Empfehlungen zu Weichlagerungsauflagen aus. Die Literaturanalyse der Leitlinien resultierte in Empfehlungen für Operationstischauflagen, Rollstuhlauflagen oder Schaffell. Die belgische Leitlinie (KCE 2012) empfiehlt die intraoperative Benutzung von viskoelastischen Polymerauflagen (Empfehlungsgrad: Stark). Die NICE - Leitlinie (2014) empfiehlt eine spezifizierte Schaumstoffauflage für alle Patienten während einer Operation. Fünf Leitlinien sprechen Empfehlungen zu Sitzpolstern für Risikopatienten in sitzender Position aus (AWMA 2012; KCE 2012; NPUAP/EPUAP/PPPIA 2014; Spinal Cord Medicine 2014; NICE 2014). Diese sollten zu jeder Zeit, die der Patient in sitzender Position verbringt, Anwendung finden. Die zugrunde liegende Evidenz lässt, nach Aussage der Autoren, keine detaillierten Empfehlungen für die Wahl der Auflagen oder Sitzpolster zu. Eine Leitlinie empfiehlt allerdings spezifizierte Schaumstoffsitzauflagen (NICE 2014). Vor allem für Patienten, die alle Aktivitäten des Lebens aus dem Rollstuhl heraus durchführen, wird eine individuelle, druckentlastende Sitzauflage empfohlen. Diese Sitzauflage in Kombination mit einer Rückenunterstützung soll zu jeder Zeit, die der Patient im Rollstuhl verbringt, Anwendung finden.

Die Wahl der Sitzauflage sollte anhand folgender Kriterien erfolgen:

- medizinische Vorgeschichte
- Haltungs- und Funktionsassessment,
- Hautinspektion,
- Bedingungen in der Häuslichkeit und Umgebung,
- Häufigkeit der sitzenden Position, Mobilität des Patienten,
- Heranziehen der aktuellsten Lagerungssysteme,
- Schulung der Betroffenen,
- Schulung von Angehörigen und Pflegepersonals,
- sowie die Auswahl und Beratung durch ein multidisziplinäres Team.

Eine regelmäßige Überprüfung auf Aktualität und Funktionsfähigkeit des gewählten Systems wird ebenfalls empfohlen.

Im Vergleich von Standardschaumstoffmatratzen und Schaumstoffüberzügen (drei RCTs) dominierte der präventive Effekt der Standardschaumstoffmatratze (p = 0,025) in einem RCT in der systematischen Übersichtsarbeit von Lozano-Montoya et al. (2016). Die beiden weiteren RCTs konnten keine statistisch signifikanten Unterschiede zwischen den Gruppen nachweisen.

Die AWMA Leitlinie (2012) trifft Aussagen zur Benutzung von medizinischem Schaffell. Es wird empfohlen dieses heranzuziehen, falls Wechseldruck- oder Weichlagerungssysteme nicht verfügbar sind oder nicht toleriert werden (Empfehlungsgrad: C).

Die systematische Übersichtsarbeit von Lozano-Montoya et al. (2016) fasst die Evidenz von drei RCTs zu medizinischen Schaffellen gegenüber Standardprävention zusammen. Im Vergleich der gepoolten Studienergebnisse (zwei RCTs mit mittlerer Studienqualität, ein RCT mit schlechter Studienqualität) konnte ein positiver Effekt für das Schaffell im Vergleich zu Standardmatratzen, Weichlagerungsmatratzen und Wechseldruckmatratzen gezeigt werden (RR 0,48; SD 0,31–0,74). Die systematische Übersichtsarbeit von McInnes et al. (2015) evaluierte dieselben drei RCTs, welches zu demselben Ergebnis wie Lozano-Montoya et al. (2016) führte. Unter Betrachtung von Dekubitusgrad II oder höher (bereinigte Modellanalyse) konnte kein statistisch signifikanter Unterschied beobachtet werden (RR 0,59; 95% KI 0,33–1,05).

Keine der eingeschlossenen Einzelstudien lieferte zu diesem Aspekt zusätzliche Evidenz.

3.6.3 Aktive und Reaktive Systeme im Vergleich

Die evaluierten internationalen Leitlinien empfehlen die Benutzung von Wechseldrucksystemen und Weichlagerungssystemen bei Risikopatienten der Standardmatratze vorzuziehen (AWMA 2012; KCE 2012; NPUAP/EPUAP/PPPIA 2014). Die Lagerung auf einem Wechseldruck- oder Weichlagerungssystem sollte eine kontinuierliche Wechsellagerung dabei nicht ersetzen (NPUAP/EPUAP/PPPIA 2014). Falls eine hochfrequentierte Wechsellagerung nicht möglich ist, sollte ein Wechseldrucksystem gewählt werden (NPUAP/EPUAP/PPPIA 2014). Da die zugrunde liegende Evidenz keine Schlussfolgerung für die Wahl der Matratzen (Wechsel- oder Weichlagerungssysteme) zulässt, sollte sich diese nach folgenden Kriterien richten:

- Risikolevel, Mobilitätslevel, Aktivitätslevel,
- Weitere patientenbezogene Faktoren: Größe, Gewicht, BMI, Alter, Inkontinenz, Kognition,
- Komfort,
- Allgemeiner Gesundheitszustand,
- Mikroklimamanagement und Reduzierung von Scherkräften,
- Verfügbarkeit und Anwendbarkeit der Matratze in den unterschiedlichen Settings,
- Zusätzliche Lagerungsmittel (Auflagen, Kissen etc.), die Inkontinenzversorgung und Bettwäsche mit den Matratzenfunktionen und Eigenschaften abstimmen (AWMA 2012; KCE 2012; NPUAP/EPUAP/PPPIA 2014; Royal Children´s Hospital 2012).

Lozanao-Montoya et al. (2016) metaanalysierten fünf weitere RCTs und ein CCT auf internistischen und chirurgischen Stationen, welche Wechseldrucksysteme mit Weichlagerungssystemen bei Hochrisikopatienten verglichen. Die Analyse resultierte in keinen statistisch signifikanten Unterschieden zwischen den Matratzen (RR 0,95; 95% KI 0,70–1,29). Die systematische Übersichtsarbeit von McInnes et al. (2015) verglich außerdem elf Studien zu Wechseldrucksystemen gegenüber Weichlagerungssystemen (enthielten auch Vergleiche zu Wechseldruckauflagen, Wassermatratzen, Matratzen mit statischen Luftdruck, andere Auflagen). Es konnten keine signifikanten Unterschiede beobachtet werden. Zusammenfassend wiesen diese Studien eine hohe Heterogenität und schlechte Studienqualität auf.

Keine der eingeschlossenen Einzelstudien lieferte zu diesem Aspekt zusätzliche Evidenz.

3.6.4 Andere Lagerungsmittel

Zwei der eingeschlossenen Leitlinien empfehlen spezielle Hilfsmittel zur Prophylaxe von Fersendekubitus und eine adäquate Druckentlastung im Rahmen des Pflegeplans zu gewährleisten (AWMA 2012, Emphehlungsgrad: CBR; NICE 2014). Die Empfehlung einer Leitlinie (NICE 2014), eine Druckentlastung an den Fersen zu schaffen, bezieht sich auf Risikopersonen jeden Alters. Eine Aussage zur Art und Wahl des Medizinproduktes wird durch die zweite Leitlinie (AWMA 2012) nicht getroffen.

Die systematische Übersichtsarbeit von Lozano-Montoya et al. (2016) untersuchte drei RCTs zu unterschiedlichen Produkten zum Schutz der Fersen. Eine Studie konnte einen positiven Effekt eines fersenerhöhenden Systems zeigen (RR 0,12; 95% KI 0,04–0,31) und eine geringere Inzidenz in der Interventionsgruppe (0% gegenüber 14,3% in der Kontrollgruppe). Die beiden weiteren RCTs zeigten keine statistisch signifikanten Unterschiede in speziell angefertigten fersenerhöhenden Systemen gegenüber krankenhausüblichen Kopfkissen. In der systematischen Übersichtsarbeit von McInnes et al. (2015) wurden dieselben drei RCTs untersucht und kommen zu dem gleichen Ergebnis. Eine weitere Studie, welche in der systematischen Übersichtsarbeit von McInnes et al.

(2015) eingeschlossen wurde, untersuchte einen Schaumstoff (körperformend) und Standardpflege gegenüber Standardpflege allein zur Prophylaxe von Fersendekubitus auf einer Intensivstation. Die Studie konnte einen präventiven Effekt des Schaumstoffes nachweisen (RR 0,16; 95% KI 0,05–0,49). McInnes et al. (2015) betrachteten zudem die präventive Wirkung von kinetischen Wendetischen, Operationstischüberzügen und Sitzkissen zur kontinuierlichen Weichlagerung. Zwei RCTs wurden bezüglich der kinetischen Wendetische metaanalysiert. Ein präventiver Effekt konnte nicht nachgewiesen werden (RR 1,23, 95% KI 0,57–2,65). Operationstischüberzüge wurden in fünf RCTs untersucht. Die Ergebnisse waren kontrovers, konnten aber einen protektiven Effekt von viskoelastischen Polymerüberzügen gegenüber keinem Überzug zeigen (RR 0,53; 95% KI 0,33–0,85). In weiteren fünf RCTs wurden Sitzkissen für Rollstühle untersucht. Aufgrund der insuffizienten Evidenz war eine Metaanalyse der Ergebnisse nicht möglich, sodass keine Aussagen zu den Effekten des unterschiedlichen Sitzkissens getroffen werden konnten.

Keine der eingeschlossenen Einzelstudien lieferte zu diesem Aspekt zusätzliche Evidenz.

3.6.5 Besonderheiten bei Kindern: Matratzen, Auflagen und andere Lagerungsmittel

Eine der eingeschlossenen Leitlinien und eine Einzelstudie konnten zu dieser Thematik analysiert werden. Vor allem bei Kindern stellt die Wahl der „richtigen" Matratze oder Auflage zur Dekubitusprophylaxe eine Herausforderung dar. Haut-, Fettgewebs- und Muskelstrukturen sind im Vergleich zu Erwachsenen wesentlich verletzlicher und stellen so eine besondere Gefährdung und Anfälligkeit für die Dekubitusentstehung dar (Levy, Kopplin & Gefen 2015).

Die Leitlinie des Royal Children´s Hospital (2012) empfiehlt eine spezielle Schaumstoffauflage bei Neugeborenen, Säuglingen, Kindern und Jugendlichen während einer Operation. Zusätzlich wird die Empfehlung ausgesprochen, Gelpolster bei komplexen und langen Operationen in Betracht zu ziehen. Des Weiteren werden Empfehlungen zu Sitzpolstern für diese Risikopopulation in sitzender Position ausgesprochen. Diese sollten zu jeder Zeit, die der Patient in sitzender Position verbringt, Anwendung finden. Die zugrunde liegende Evidenz lässt nach Aussage der Autoren keine detaillierten Empfehlungen für die Wahl der Auflagen oder Sitzpolster zu. Von der Benutzung von synthetischen oder medizinischen Schaffellen wird abgeraten. Für Neugeborene, Säuglinge und Kinder oder Jugendliche wird durch dieselbe Leitlinie die Empfehlung ausgesprochen, zu jeder Zeit, in der ein Dekubitusrisiko vorliegt, eine spezielle Schaumstoffmatratze im Rahmen des individualisierten Pflegeplans zu verwenden. Zudem sollte eine kontinuierliche Überwachung von Säuglingen aufgrund des „Sudden Infant Death Syndrome" (SIDS) bei der Anwendung von druckentlastenden Systemen erfolgen. Bezüglich anderer Lagerungsmittel rät diese Leitlinie von der Nutzung wassergefüllter Handschuhe oder sogenannte „Doughnut type devices" ab.

Eine mit schlechter Studienqualität bewertete Einzelstudie lieferte zu diesem Aspekt zusätzliche Evidenz. Die prospektive Längsschnittuntersuchung (Garcia-Molina et al. 2012), welche zwei unterschiedliche Wechseldruckmatratzen für Neugeborene (Carital NEO) und Personen ab 6kg (Carital Juve) untersuchte, lies aufgrund des Studiendesigns keinen Vergleich der Effektivität zu (Evidenzlevel 4).

3.6.6 Zusammenfassung zu Auflagen, Matratzen und anderen Lagerungsmitteln

Aus der analysierten Evidenz lassen sich folgende Empfehlungen zusammenfassen:

- Weichlagerungssysteme sollten Standardmatratzen vorgezogen werden.
- Wechseldrucksysteme können als Alternative zu Weichlagerungssystemen herangezogen werden, wenn eine höher frequentierte Wechsellagerung aufgrund des gesundheitlichen Zustandes des Patienten nicht möglich ist.
- Aufgrund der limitierten Evidenz können keine allgemeinen Aussagen getroffen werden, ob Weichlagerungs- oder Wechseldrucksysteme vorteilhafter sind.
- Die Wahl der Matratze oder Auflage sollte sich nach weiteren Kriterien außer der Druckentlastung richten (s. Kapitel 3.4.2.2 oder 3.4.3).
- Patienten mit Querschnittlähmung sollten zu jederzeit eine druckentlastende Sitzunterlage erhalten.

3.7 Hautpflege und Hautschutz

Drei der sechs eingeschlossenen Leitlinien beinhalten Empfehlungen für Maßnahmen zur Hautpflege und zum Hautschutz als Strategien zur Dekubitusprophylaxe (AWMA 2012; NPUAP/EPUAP/PPPIA 2014; NICE 2014). Zwei systematische Übersichtsarbeiten wurden eingeschlossen, die die Evidenz zu präventiven Hautpflege- und Hautschutzmaßnahmen zusammenfassten (Clark et al. 2014; Moore & Webster 2013). Drei weitere Interventionsstudien untersuchten die Effektivität topischer Hautpflegeprodukte und präventiver Auflagen zur Dekubitusprophylaxe (Kuo et al. 2013; Lupianez-Perez et al. 2013; Verdu & Soldevilla 2012).

3.7.1 Präventive Auflagen

Die Applikation präventiver Auflagen auf intakte Haut genießt international zunehmende Aufmerksamkeit. Es wird davon ausgegangen, dass diese Auflagen einen „Polsterungseffekt" haben und reibungs- und scherkräftereduzierend wirken (z. B. Levy et al. 2015). In der NPUAP/EPUAP/PPPIA Leitlinie (2014) wird die Applikation von prophylaktischen Auflagen auf die Prädilektionsstellen für Dekubitus (z. B. Fersen, Sakrum) mit einem geringen Empfehlungsgrad empfohlen (Empfehlungsgrad: 👍).

Die protektive Wirkung von Auflagen auf die Dekubitusentstehung wurde in zwei systematischen Übersichtsarbeiten untersucht (Clark et al. 2014; Moore & Webster 2013). Clark et al. (2014) analysierte die Evidenz zu Auflagen und ihre Effektivität in der Dekubitusprophylaxe. Es wurden 21 Studien in die Literaturanalyse eingeschlossen. Diese Studien untersuchten verschiedene Arten von Auflagen und ihre präventive Wirkung in Bezug auf die Dekubitusentstehung an unterschiedlichen Prädilektionsstellen. Die Anwendung von Auflagen an der Nase zeigte in allen eingeschlossenen Studien eine Senkung der Dekubitusinzidenz. Die Applikation einer Silikonschaumauflage an den Fersen in Kombination mit präventiver Pflege (druckreduzierende Matratzen, Hautpflege, Lagerung, Risikountersuchung) reduzierte die Dekubitusinzidenz im Vergleich zur präventiven Pflege allein. Im Sakralbereich reduzierte die Applikation präventiver Auflagen ebenfalls die Dekubitusinzidenz. Es konnte nicht nachgewiesen werden, dass eine Auflage eine bessere protektive Wirkung in Bezug auf die Dekubitusentstehung hatte als eine anderer. Moore und Webster (2013) identifizierten in ihrer systematischen Übersichtsarbeit Evidenz, die zeigte, dass die Applikation von Auflagen auf

Knochenvorsprüngen die Dekubitusinzidenz senkte. Jedoch wiesen die eingeschlossenen Studien ein moderates bis hohes Risiko der Verzerrung auf, was die Ergebnisinterpretation stark limitierte. Keine der eingeschlossenen Einzelstudien lieferte zusätzliche Evidenz.

3.7.2 Hautreinigung und Hautpflege

Empfehlungen zur präventiven Hautreinigung und –pflege sind in der NPUAP/EPUAP/PPPIA - Leitlinie (2014) enthalten. Dort wird empfohlen, die Haut sauber und trocken zu halten (Empfehlungsgrad: 👍👍) und milde, pH-neutrale Hautreinigungsmittel zu verwenden (Empfehlungsgrad: 👍👍). Bei Inkontinenz sollte die Haut bei jeder Inkontinenzversorgung vorsichtig gereinigt und getrocknet werden. Die Applikation von Produkten, die die Hautbarriere schützen, wird empfohlen (Empfehlungsgrad: 👍👍). Es können auch Pflegeprodukte aufgetragen werden, um die Hautfeuchtigkeit zu erhöhen (Empfehlungsgrad: 👍).

Moore und Webster (2013) untersuchten in einem Cochrane Review, den präventiven Effekt von topischen Pflegeprodukten auf die Dekubitusentstehung. Die Analyse ergab einen geringen bis keinen Effekt in Bezug auf die Dekubitusinzidenz.

Zwei Einzelstudien mit jeweils einem Evidenzlevel 2, untersuchten die präventive Effektivität von topischen Hautpflegeprodukten auf die Dekubitusinzidenz. Lupianez - Perez et al. (2015) untersuchten den Effekt von topisch aufgetragenem Olivenöl im Vergleich zu hyperoxygenierten Fettsäuren bei immobilen Patienten. Zwischen beiden Gruppen gab es keine Unterschiede in der Dekubitusinzidenz. Verdu et al. (2012) untersuchte die präventive Wirkung einer Creme, angewendet alle 12 Stunden auf die Fersen, Trochanter und das Sakrum, im Vergleich zu einem Placebo. Zwischen beiden Gruppen gab es keine Unterschiede in der Dekubitusinzidenz.

3.7.3 Besonderheiten bei Kindern

In der Literatur gibt es zahlreiche Studien und Empfehlungen zu allgemeinen und speziellen Hautpflegestrategien bei Neugeborenen und Kindern (z. B. Blume-Peytavi et al. 2016; Blume-Peytavi et al. 2014). Neben einer Einzelstudie konnte keine der Leitlinien oder systematischen Übersichtsarbeiten zusätzliche dekubitusprophylaktische Evidenz für die aktuelle Literaturanalyse liefern.

Eine Studie (Kuo et al., 2013) untersuchte die protektive Wirkung der Applikation einer präventiven Auflage bei Kindern mit Luftröhrenschnitt auf die Dekubitusentstehung an der Eintrittsstelle des Tubus. Im Vergleich zur Kontrollgruppe trat in der Interventionsgruppe kein Dekubitus auf, was für einen protektiven Effekt der Auflage spricht (Evidenzlevel 4).

3.8 Ernährungsbezogene Maßnahmen

Ernährungsbezogene prophylaktische Maßnahmen in Bezug auf die Dekubitusprophylaxe wurden in allen eingeschlossenen Leitlinien erwähnt. Mangel- bzw. Unterernährung werden regelmäßig als Risikofaktoren im Zusammenhang mit der Dekubitusentstehung beschrieben. Die Leitlinien empfehlen die Durchführung eines Ernährungsscreenings bei gleichzeitigem Vorhandensein eines Dekubitusrisikos (NPUAP/EPUAP/PPPIA 2014, Empfehlungsgrad:👍). Dies sollte mit Hilfe eines validen und reliablen Instruments durchgeführt werden (z. B. Malnutrition Universal Screening Tool) (NPUAP/EPUAP/PPPIA 2014, Empfehlungsgrad: Die Albuminbestimmung im Serum allein stellt keinen geeigneten Indikator zur Beurteilung des Ernährungszustandes dar (NPUAP/EPUAP/PPPIA 2014). Die Spinal Cord

Medicine Leitlinie (2014) empfiehlt die Erhebung des Ernährungszustandes mittels Überprüfung der Nahrungsaufnahme, Durchführung anthropometrischer Messungen (Größe, Gewicht, Umfang) und die Erhebung biochemischer Parameter (z. B. Pre-Albumin, Hämoglobin, Hämatokrit), Blutzuckerspiegel, Leberfunktionen, Folat und Vitamin B12. Bei Patienten mit Dekubitusrisiko sollten, je nach Bedarf, nahrungsergänzende Maßnahmen (z. B. Erhöhung der Energiezufuhr, Zuführen von Proteinen, Erhöhung der Flüssigkeitszufuhr oder enterale Ernährung) eingeleitet werden (NPUAP/EPUAP/PPPIA 2014, Empfehlungsgrad: Cbis 👍👍). In der AWMA Leitlinie (2012) wird empfohlen bei Patienten mit hohem Dekubitusrisiko zusätzlich zur regulären Ernährung proteinreiche Nahrungsergänzung zuzuführen (Empfehlungsgrad B). Die NICE Leitlinie (2014) empfiehlt dagegen keine Nahrungsergänzungen zur Dekubitusprävention zu verabreichen, wenn die Nährstoffzufuhr adäquat ist.

Im Rahmen der Literaturanalyse lagen zwei systematische Übersichtsarbeiten zu ernährungsbezogenen Maßnahmen vor. Langer und Fink (2014) evaluierten Studien, die Effekte von enteraler und parenteraler Ernährung auf die Dekubitusinzidenz und Heilungsrate bestehender Dekubitalulzera untersuchten. Elf Studien wurden in die Analyse eingeschlossen, die die präventive Wirkung verschiedener Nahrungsergänzungsmittel auf die Dekubitusentstehung untersuchten. Acht Studien wurden einer Metaanalyse unterzogen, die verschiedene Nahrungsergänzungsmittel im Vergleich zur Standard-Krankenhaus-Ernährung evaluierten. Es konnte kein Effekt ernährungsbezogener Maßnahmen auf die Dekubitusentstehung festgestellt werden. Die Studien wiesen ein unklares bis hohes Risiko der Verzerrung auf. Fünf RCTs wurden in die systematische Übersichtsarbeit von Lozano - Montoya et al. (2016) eingeschlossen. Alle fünf Studien untersuchten den Effekt von Nahrungsergänzungsmitteln auf die Dekubitusentstehung. Vier Studien konnten einer Metaanalyse unterzogen werden. Das Ergebnis zeigte einen präventiven Effekt der Nahrungsergänzungsmittel (RR 0,85; 95% KI 0,74 bis 0,98). Die Autoren der systematischen Übersichtsarbeit fassten zusammen, dass ernährungsbezogene Maßnahmen bei Patienten mit Dekubitusrisiko nur leicht die Dekubitusinzidenz während des Krankenhausaufenthalts zwischen 2 bis 4 Wochen reduzierten. Keine der eingeschlossenen Einzelstudien lieferte zusätzliche Evidenz.

3.8.1 Besonderheiten bei Kindern

Die NPUAP/EPUAP/PPPIA Leitlinie (2014) weist auf ein erhöhtes Risiko der Mangelernährung bei Kindern hin. Es wird empfohlen besonders bei Säuglingen und Kleinkindern mit schweren, akuten oder chronischen Begleiterkrankungen regelmäßig eine auf das Alter abgestimmte Einschätzung des Ernährungszustandes durchzuführen (Empfehlungsgrad: 👍👍) und ggf. einen individuellen Ernährungsplan zu erstellen (Empfehlungsgrad: 👍). Ein besonderer Fokus sollte dabei auf die adäquate Flüssigkeitsaufnahme/-zufuhr gelegt werden (Empfehlungsgrad: 👍👍). Bei unzureichender Nahrungsaufnahme bzw. Energiezufuhr sollten geeignete altersentsprechende Nahrungsergänzungsmaßnahmen eingeleitet werden (Empfehlungsgrad: 👍). In der NICE Leitlinie (2014) wird, wie auch für Erwachsene, empfohlen keine nahrungsergänzenden Maßnahmen einzuleiten, wenn ein adäquater Ernährungszustand vorliegt. Es konnten keine systematischen Übersichtsarbeiten oder Einzelstudien eingeschlossen werden, die Besonderheiten ernährungsbezogener Maßnahmen evaluierten.

3.9 Edukation und Verhalten

Der Fokus dieser Literaturrecherche lag auf Untersuchungen, die im Zusammenhang mit Dekubitusprophylaxe stehen. Training und Edukation sind wichtige Aspekte präventiver Interventionen. Maßnahmen dazu sollten sowohl für die Betroffenen selbst, aber auch für Pflegekräfte oder Angehörige angeboten werden. Patienten und Pflegende sollten über das Ausmaß und die Auswirkungen von Dekubitus sowie über Risikofaktoren und Prophylaxemaßnahmen informiert sein. Vier der sechs eingeschlossenen Leitlinien enthielten Empfehlungen in Bezug auf Edukation und Verhalten (AWMA 2012; Spinal Cord Medicine 2014; NICE 2014, NPUAP/EPUAP/PPPIA 2014).

Die NPUAP/EPUAP/PPPIA Leitlinie (2014) empfiehlt die regelmäßige Erhebung des Wissens und der Einstellungen des Fachpersonals mittels eines reliablen und validen Erhebungsinstruments, welches für das jeweilige Setting geeignet ist (Empfehlungsgrad: 👍). Es sollte ein Bildungskonzept zur Vermittlung von Dekubitusprophylaxe und Behandlung entwickelt werden und regelmäßige, evidenzgestützte Schulungen durchgeführt werden (Empfehlungsgrad: 👍👍). Die Schulungen sollten an die Bedürfnisse des Pflegeteams und der Organisation angepasst sein (Empfehlungsgrad: 👍👍) und folgende Aspekte enthalten: z. B. Ätiologie und Risikofaktoren für Dekubitus, Klassifikation von Dekubitus, Differentialdiagnostik, Risikoassessment, Hautassessment, Dokumentation des Risikoassessments und Prophylaxeplans, Lagerungswechsel, Edukation (Betroffene und Laienpflege) (Empfehlungsgrad: 👍👍). Die Gesundheitsfachkräfte sollen angeleitet werden ein präzises Risikoassessment durchzuführen (Empfehlungsgrad: 👍), das Internationale NPUAP/EPUAP Dekubitusklassifikationssystem anzuwenden und zwischen Dekubitus und anderen Wunden zu unterscheiden (Empfehlungsgrad: 👍👍).

Es konnten keine systematischen Übersichtsarbeiten und Einzelstudien in die Literaturanalyse eingeschlossen werden, die die Einschlusskriterien erfüllten. Es gab jedoch Studien, die aufgrund schlechter methodologischer Qualität ausgeschlossen wurden. Exemplarisch werden hier zwei Studien beschrieben, die Maßnahmen zu Edukation und Verhalten untersuchten. Gelis et al. (2011) untersuchte die Reliabilität eines Fragebogens zur Selbsteinschätzung für Personen mit Rückenmarksverletzungen. Mit diesem Instrument sollte das vorhandene Wissen und die Vorteile von Dekubituspräventionsmaßnahmen untersucht werden. Der Fokus der abgefragten Kategorien lag auf der Einschätzung der Haut, der Prophylaxe von Dekubitus und der Prophylaxe von Wunden. Die Ergebnisse zeigten eine gute Reliabilität (ICC: 0,9). Morente et al. (2014) untersuchte die Effektivität eines E-Learning Instruments im Vergleich zu traditionellem Unterricht auf das Dekubituswissen bei Studenten. Das E-Learning Instrument produzierte bessere Lernergebnisse als der traditionelle Unterricht.

3.10 Massage

Drei von sechs Leitlinien machen Aussagen zu Massage oder Massagetechniken zur Dekubitusprophylaxe (KCE 2013, Empfehlungsgrad: Stark; NPUAP/EPUAP/PPPIA 2014, Empfehlungsgrad: 👍; NICE 2014). Die EPUAP/NPUAP/PPPIA (2014) Leitlinie empfiehlt kräftiges Reiben auf der Haut zu vermeiden. Die drei Leitlinien raten davon ab, Massagen oder kräftiges Reiben der Haut zur Dekubitusprophylaxe einzusetzen. Dies gilt für alle Populationen und in allen Settings.

In die aktuelle Literaturanalyse wurden zwei systematische Übersichtsarbeiten zu dieser Thematik eingeschlossen. Die systematische Übersichtsarbeit von Lozano-Montoya et al. (2016) evaluierte eine Studie aus dem Jahr 2007. Die Studie aus dem Jahr 2007, wurde ebenfalls in allen drei Leitlinien evaluiert. Sie untersuchte die Effektivität einer Massage mit Vaseline gegenüber einer Massage mit Dimethylsulfoxid (DMSO) am Steißbein, Fersen und Knöchel gegenüber keiner Massage. Untersucht wurde die Intervention bei 79 Pflegeheimbewohnern. Alle Pflegeheimbewohner wurden sechsstündlich 30° auf einer Polyurethanmatratze wechselgelagert. Zu jeder Positionierung wurde die zwei- bis dreiminütige Massage durchgeführt. Es wurde kein signifikanter Unterschied zwischen den drei Gruppen beobachtet. Die Wahrscheinlichkeit zur Entwicklung eines Dekubitus war in beiden Massagegruppen im Vergleich zu keiner Massage höher (OR 2,526, $p = 0{,}516$ (Vaseline); OR

2,182, p = 0,516 (DMSO)). Im Jahr 2015 wurde ein Cochrane Review zu dieser Thematik veröffentlicht (Zhang, Sun, & Yue 2015). Die Autoren haben keine Evidenz zur Wirksamkeit von Massagetherapien gefunden. Keine der eingeschlossenen Einzelstudien lieferte zu diesem Aspekt zusätzliche Evidenz.

3.11 Elektrotherapie

Bei der Elektrotherapie handelt es sich um intermittierende tetanische Muskelkontraktionen, welche das Muskelwachstum, die Durchblutung und Sauerstoffanreicherung des Gewebes anregen sollen. Vor allem bei Patienten mit Querschnittlähmung vermutet man, dass eine Elektrotherapie den Muskelaufbau anregt und somit dekubitusprophylaktisch wirkt.

Die NPUAP/EPUAP/PPIA Leitlinie (2014) berichtet über Hinweise zum präventiven Effekt von Elektrostimulation der Muskeln zur Dekubitusprophylaxe. Die Leitlinie empfiehlt, bei Patienten mit Querschnittlähmung eine Elektrostimulation an unterschiedlichen anatomischen Lokationen zur Dekubitusprophylaxe in Betracht zu ziehen (Empfehlungsgrad: ☞). Diese Empfehlungen basieren auf einer Vergleichsstudie, einem „cross-over" RCT und Expertenmeinungen. Die Autoren vermuten einen präventiven Effekt einer intermittierenden (drei Minuten Stimulation, 17 Minuten Pause), täglichen, ein- bis dreistündlichen Elektrostimulation der Gesäß- und hinteren Oberschenkelmuskulatur bei sitzenden Patienten mit Querschnittlähmung auf die Druckverteilung im Gewebe.

Eine systematische Übersichtsarbeit von Liu et al. (2014) befasste sich mit der präventiven Wirkung von Elektrostimulation auf die Dekubitusentstehung bei Patienten mit Rückenmarksverletzung. Insgesamt 16 Studien (drei RCTs, eine Kohortenstudie, neun Fallserien und drei Fallberichte) wurden eingeschlossen. Vier Typen von elektrostimulierenden Interventionen wurden identifiziert:

1. Elektroden auf der Haut (10/16 Studien),
2. Maßgeschneiderte Kleidung mit eingebauten Elektroden (1/16 Studien),
3. Elektrischer Strom durch ein Nervenwurzelstimulatorimplantat (2/16 Studien),
4. Intramuskulär implantierte Elektroden (3/16 Studien).

Zwei Studien berichteten über einen signifikanten Sauerstoffanstieg im lokalen Gewebe und einem Anstieg der Durchblutung während der Stimulation. Drei Studien beobachteten einen reduzierten Auflagedruck, eine Abnahme der Dekubitusinzidenz, einen Anstieg der Muskeldicke sowie eine Sauerstoffanreicherung des Gewebes im Sitzbereich. Schlussfolgernd konnten keine Beweise gefunden werden, dass die Muskelaktivierung durch die Elektrostimulation direkt die Durchblutung und Sauerstoffanreicherung fördert. Die Autoren empfehlen, aufgrund von lokalen Reaktionen der konventionellen Elektroden auf der Haut, von einer Langzeitanwendung abzusehen. Keine der eingeschlossenen Einzelstudien lieferte zu diesem Aspekt zusätzliche Evidenz.

3.12 Dekubitusdiagnostik und Differentialdiagnostik

Eine korrekte Dekubitusdiagnostik ist für die klinische Dokumentation, für therapeutische Entscheidungsfindungen und die Durchführung von Qualitätsmessungen unerlässlich. Die aktuelle Evidenzlage zu Kompetenzen zur Beurteilung und Einschätzung von Gewebeschäden durch Pflegekräfte ist gering. Vier der eingeschlossenen Leitlinien enthalten Empfehlungen zur Diagnostik von Dekubitus (AWMA 2012; NPUAP/EPUAP/PPPIA 2014; Royal Children´s Hospital 2012; Spinal Cord Medicine 2014). Eine Leitlinie berichtet über differentialdiagnostische Maßnahmen (NPUAP/EPUAP/PPPIA 2014). Die exakte Klassifikation und Dokumentation eines Dekubitus sind wichtige Maßnahmen in der klinischen Praxis. Es wird empfohlen ein valides Klassifikationssystem zu verwenden, wie zum Beispiel das Klassifikationssystem des National Pressure Ulcer Advisory Panels (NPUAP) und European Pressure Ulcer Advisory Panels (EPUAP) (NPUAP/EPUAP/PPPIA 2014, Empfehlungsgrad: 👍👍; AWMA 2012, Empfehlungsgrad: CBR). Nicht wegdrückbare Rötungen werden als ein Indikator für eine bereits stattgefundene Gewebeschädigung angesehen. Bei Menschen mit dunklerer Hautfarbe sollte zusätzlich die Hauttemperatur beurteilt werden sowie die Weichheit, die Konsistenz der Haut und der Schmerz (Empfehlungsgrad: 👍), da gerade bei dunklerer Hautfarbe ein Dekubitus der Kategorie 1 schwieriger zu klassifizieren ist und häufig übersehen wird.

Die Differenzierung zwischen Dekubitus und anderen Hautschäden und Wunden wird in der NPUAP/EPUAP/PPPIA Leitlinie (2014) thematisiert (Empfehlungsgrad: 👍👍). Die Ursachen einer Wunde sollten festgestellt werden, bevor weitere Maßnahmen eingeleitet werden. Die Unterscheidung zwischen Dekubitus und anderen Wunden, die einem Dekubitus ähneln, wie z. B. Inkontinenzassoziierte Dermatitis oder venöse Ulzera, stellt eine große Herausforderung für die Pflege dar. Die exakte Bestimmung der Wunde ist entscheidend für die erfolgreiche Behandlung.

Im Rahmen dieser Literaturstudie konnten keine systematischen Übersichtsarbeiten oder Einzelstudien zur Klassifikation und Differentialdiagnostik von Dekubitus eingeschlossen werden.

3.13 Komplexe Interventionen und Multidisziplinarität

Zwei der fünf internationalen Leitlinien treffen Aussagen zur Evidenzlage zu komplexen Interventionen und Multidisziplinarität in Bezug auf die Dekubitusprophylaxe (KCE 2012; NPUAP/EPUAP/PPPIA 2014). Zwei systematische Übersichtsarbeiten (Lozano-Montoya et al. 2016; Soban et al. 2011) und zwei Einzelstudien (Beeckman et al. 2013; Shannon, Brown & Chakravarthy 2012) liefern zusätzliche Evidenz.

Die belgische Leitlinie (KCE 2012) berichtet über Evidenz zur Effektivität von Qualitätsinitiativen und multidisziplinären Prophylaxeprogrammen. Konkrete Empfehlungen werden nicht gegeben. Die NPUAP/EPUAP/PPPIA Leitlinie (2014) empfiehlt einen strukturierten, zugeschnittenen und vielfältigen Ansatz, um Barrieren zu vermeiden und die Implementierung zu verbessern (Empfehlungsgrad: 👍👍). Zudem werden regelmäßige Personalschulungen, das Festlegen von Hauptverantwortlichen, regelmäßige Qualitätsüberprüfungen und eine Optimierung von Arbeitsabläufen (bspw. eine standardisierte Dokumentation, standardisierte Wechsellagerung, multidisziplinäre Meetings) oder computerbasierte Entscheidungshilfen (zur Erleichterung der Auswahl bspw. von Lagerungsmitteln oder anderen Prophylaxemaßnahmen) empfohlen (Empfehlungsgrad: 👍).

Die systematische Übersichtsarbeit von Lozano-Montoya et al. (2016) evaluierte fünf Studien (ein RCT, ein CCT, drei Vorher-Nachher-Studien) bezüglich des Effekts von komplexen Interventionen auf die Dekubitusinzidenz. Aufgrund der Heterogenität der komplexen Interventionen innerhalb der Studien konnten keine statistischen Vergleiche gemacht werden. Eine, der drei untersuchten Vorher- Nachher Studien implementierte ein multidisziplinäres Expertenteam (bestehend aus fünf Personen, welche in Prophylaxestrategien und im Umgang mit druckentlastenden Hilfsmitteln geschult worden sind) und konnte im Vergleich die Dekubitusinzidenz senken (12% Chirurgie bzw. 29% internistische Station versus 0% nach Intervention). Eine weitere Vorher-Nachher-Studie konnte im Vergleich eine Reduktion der Dekubitusinzidenz, nach Implementierung von Personalschulung, eines Hautpflegeprotokolls und druckentlastenden Matratzen angepasst an das Risikoprofil der Patienten, beobachten (14,6% versus 5,4%). Eine weitere Studie führte bei Patienten mit Hüftfraktur ein gebündeltes Interventionsprogramm ein. Dieses enthielt unter anderem eine Flüssigkeitsbilanzierung, Schmerzmanagement, Optimierung der Arbeitsabläufe auf der Station, Steigerung des

Heranziehens von Wechseldruckmatratzen und adäquate Nahrungsergänzung. Nach der Intervention konnte eine signifikante Verringerung der Dekubitusinzidenz beobachtet werden (18,6% versus 9%, p = 0,007). Die dritte Vorher-Nachher-Studie führte ebenfalls ein Programm zur Prophylaxe von Dekubitus auf orthopädischen Stationen ein. Im Vergleich wurde die Dekubitusinzidenz von 13% auf 0% reduziert (RR 0,06, 95% KI 0,00–0,96). Das Programm enthielt die Implementierung von druckentlastenden Matratzen, Schmerzmanagement, Wechsellagerung, Leinenbettwäsche, Körpertemperatur- und Flüssigkeitsbilanzierung. Das einzige eingeschlossene RCT implementierte ein Inkontinenzprogramm mit regelhaften Toilettengängen und Inkontinenztraining bei Pflegeheimbewohnern. Ein statistisch signifikanter Unterschied zwischen den Gruppen konnte nicht gezeigt werden. Zusammenfassend konnten aufgrund der schlechten Studienqualität und der Heterogenität der Interventionen keine detaillierten Empfehlungen gegeben werden. Die Autoren der systematischen Übersichtsarbeit äußerten, dass sich komplexe Interventionen vorteilig auf die Dekubitusinzidenz auswirken könnten (Lozano-Montoya et al. 2016). Die systematische Übersichtsarbeit von Soban et al. (2011) untersuchte 39 Studien zur Effektivität von komplexen Interventionen und Multidisziplinarität im klinischen Setting anhand der Dekubitusinzidenz. Die Studien untersuchten die Implementierung folgender Interventionen (absteigend nach Häufigkeit sortiert): protokollbasierte Pflege, Schulung, Risiko-Assessments, Monitoring der Outcomes und des Prozesses, Teambildung zur Einführung der Interventionen, spezielle Lagerungsmittel/Matratzen, Leitlinienimplementierung, regelmäßiges Feedback/Evaluation und Personalüberprüfung. Zusammenfassend erläuterten die Autoren der systematischen Übersichtsarbeit, dass nahezu alle untersuchten Einzelstudien (36/39) einen Effekt nach Implementierung der Intervention beschrieben. Die Dekubitusinzidenz wurde von 16 Einzelstudien als Outcome berichtet. Diese Ergebnisse wurden in der systematischen Übersichtsarbeit metaanalysiert. Die gemeinsame Risikodifferenz betrug -0,07 (95% KI -0,098–0,042; p<0,001) und indizierte eine Reduktion der Dekubitusinzidenz nach Einführung der Intervention. Die Studienqualität der untersuchten Einzelstudien wurde als schlecht deklariert. Ein Rückschluss auf spezifische „Best Practice" Interventionsstrategien konnte nicht gegeben werden.

Eine der zwei eingeschlossenen Einzelstudien (Beeckman et al. 2013) untersuchte den Effekt eines computergestützten klinischen Entscheidungssystems basierend auf Bewohnercharakteristiken in der Langzeitpflege (Evidenzlevel 2). Inhalte der komplexen Intervention waren: Edukation, Erinnerungssystem, Überwachung, Feedback, Matratzenauswahl, Hautinspektion, Wechsellagerung und Fersenschutz. Die Stichprobe umfasste 464 Pflegeheimbewohner. Die Gruppenzuteilung war randomisiert. In der Vergleichsgruppe gab es ein papiergestütztes Entscheidungssystem und standardisierte Gruppenedukation von 30 Minuten. Unter Betrachtung der Dekubitusprävalenz Kategorie I–IV konnte eine signifikante Reduktion beobachtet werden (7,1% versus 14,6%). Unter Betrachtung der Prävalenz Kategorie II–IV konnte kein signifikanter Unterschied beobachtet werden. In beiden Gruppen verringerte sich die Prävalenz der Kategorie I–IV über die Studienzeit: 15,1% versus 7,1% in der Intervention und 16,3% versus 14,6% in der Vergleichsgruppe. Diese Studie betrachtete lediglich die Dekubitusprävalenz als Outcome, was zur Bestimmung der Prophylaxeeffektivität als wenig geeignet zu betrachten ist. Shannon et al. (2012) evaluierten die Effektivität sowie ökonomische Aspekte eines Dekubitusprophylaxeprogrammes gegenüber Standardprophylaxe bei Risikopatienten in der Langzeitpflege und in Rehabilitationseinrichtungen (Evidenzlevel 3). Einhundertdreiunddreißig Bewohner und Patienten wurden durch Randomisierung der komplexen Intervention (Edukation, elektronische Entscheidungsmatrix: Matratzenauswahl, Hautpflege, Inkontinenzversorgung) beziehungsweise der Vergleichsgruppe (Standardprophylaxe nach Leitlinie (AHRQ), Edukation, Hautpflege) zugeteilt. Eine statistisch signifikante Verringerung der Dekubitusinzidenz nach komplexer Intervention konnte beobachtet werden (p = 0,001). Zudem berichteten die Autoren von einer jährlichen Kostenersparnis durch die komplexe Intervention von 240,000$ je 300 Bewohner.

3.13.1 Besonderheiten bei Kindern

Keine der eingeschlossenen Leitlinien und systematischen Übersichtsarbeiten berichtete Evidenz zu komplexen Interventionen und Multidisziplinarität zur Dekubitusprophylaxe bei Kindern.

Fünf Einzelstudien mit Vorher-Nachher Design konnten im Rahmen der aktuellen Literaturanalyse identifiziert werden (Evidenzlevel 3-4). Diaz Alonso et al. (2009) untersuchten die Effektivität eines Präventionsprotokolls auf die Dekubitusinzidenz in der Intensivpflege bei Kindern. Zu komplexen Interventionen zählten die Applikation von hyperoxygenierten Ölen und die Anwendung der Braden Q-Risikoassessmentskala. Die Inzidenz vor Einführung des Prophylaxeprotokolls betrug 5,4%. Nach Einführung der komplexen Maßnahme betrug die Inzidenz 4,1%. Zudem wurde eine Verringerung der Schweregrade der inzidenten Dekubitus berichtet. Boesch et al. (2012) implementierten ein Prophylaxeprogramm zur Verringerung der tracheostomabezogenen Dekubitusinzidenz bei Säuglingen und Kindern auf einer Intensivstation. Die komplexe Intervention setzte sich aus folgenden Komponenten zusammen: Edukation (Onlinetraining, Broschüren), Hautinspektion, Prüfung der druckreduzierenden Auflagen, feuchtigkeitsreduzierende Maßnahmen, Druckfreiheit an den Geräteschnittstellen, multidisziplinäres Team, angepasste Tracheostomaröhren, Risikoassessment (Braden Q) und monatliche Audits. Vor Einführung des Prophylaxeprogrammes betrug die Inzidenz 8,1%, nach Einführung der Intervention 0,3%. Schindler et al. (2013) verglichen die Dekubitusinzidenz bei Säuglingen auf einer Intensivstation vor und nach Einführung einer komplexen Intervention. Die Standardprophylaxe vor Implementierung der komplexen Intervention setzte sich aus vierstündlicher Wechsellagerung und Edukation (Braden Q und Dekubituseinschätzung) zusammen. Die Dekubitusinzidenz betrug 18,8%. Nach Einführung des Präventionsprogrammes, welches sich aus folgenden Komponenten zusammensetzte: standardisierte Matratzenauswahl, zweistündliche Wechsellagerung, Inkontinenzmanagement, Ernährung und Edukation, sank die Dekubitusinzidenz auf 6,8% ($p < 0{,}001$). Kiss et al. (2014) untersuchten im Rahmen eines qualitätsfördernden Programmes die Auswirkungen der Implementierung eines Praxisleitfadens zur Dekubitusprophylaxe, in Form einer komplexen Intervention, auf einer pädiatrischen, kardialen Intensivstation bei beatmeten Kindern. Der Leitfaden enthielt verschiedene Komponenten der Dekubitusprophylaxe: Durchführung eines Hautassessements alle vier Stunden, regelmäßige Kontrolle der Hautareale an und um medizinischen Geräten sowie eine intermittierende Druckentlastungen und Hautschutz (z. B. Gelpads als Schutz auf die Dekubitusprädilektionsstellen, zweistündliche Wechsellagerung). Die Dekubitusinzidenz betrug vor Einführung des Praxisleitfadens 41%, sechs Monate nach der Implementierung 18%. Des Weiteren evaluierten Visscher et al. (2013) die Implementierung komplexer Interventionsmaßnahmen auf einer neonatologischen und einer pädiatrischen Intensivstation. Zu den komplexen Maßnahmen gehörten unter anderem die Einführung eines täglichen Hautassessments, Pflegemaßnahmen (Hautfeuchtigkeit reduzieren, Wechsellagerung mindestens vierstündlich, druckentlastende Hilfsmittel) und die Einbeziehung und Edukation der Eltern und Familie. Die Einführung der Intervention ergab auf der neonatologischen Intensivstation keine Veränderung in der Dekubitusinzidenz oder der Verweildauer. Jedoch reduzierte sich auf der pädiatrischen Intensivstation die Inzidenz von 14.3/1000 Patiententage (100 Dekubitus; 7979 Tage) auf 3,7/1000 Patiententage (51 Dekubitus; 14729 Patiententage).

3.14 Literaturverzeichnis

Aoi, N.; Yoshimura, K.; Kadono, T.; Nakagami, G.; Iizuka, S.; Higashino, T.; Sanada, H. (2009): Ultrasound assessment of deep tissue injury in pressure ulcers: possible prediction of pressure ulcer progression. Plast Reconstr Surg, 124(2):540-550 doi: 10.1097/PRS.0b013e3181addb33

AQUA- Institut für angewandte Qualitätsförderung und Forschung im Gesundheitswesen GmbH (2015): DEK – Pflege: Dekubitusprophylaxe Qualitätsindikatoren. Bundesauswertung zum Erfassungsjahr 2014. Göttingen

Australian Wound Management Association (AWMA) (2012): Pan Pacific Clinical Practice Guideline for the Prevention and Management of Pressure Injury. Cambridge Media Osborne Park.

Bartholomeyczik, S. (2007): Kritische Anmerkung zu standardisierten Assessmentinstrumenten in der Pflege. Pflege 20(4):211-217

Beeckman D.; Matheï C.; Van Lancker A.; Van Houdt S.; Vanwalleghem G.; Gryson L. (2012): KCE Report 193C: A National Guideline for the Prevention of Pressure Ulcers. Good Clinical Practice.Brussels.

Beeckman, D.; Clays, E.; Van Hecke, A.; Vanderwee, K.; Schoonhoven, L.; Verhaeghe, S. (2013): A multifaceted tailored strategy to implement an electronic clinical decision support system for pressure ulcer prevention in nursing homes: A two-armed randomized controlled trial. Int J Nurs Stud 50(4):475-486

Beeckman, D.; Van Lancker, A.; Van Hecke, A.; Verhaeghe, S. (2014): A systematic review and meta-analysis of incontinence-associated dermatitis, incontinence, and moisture as risk factors for pressure ulcer development. Res Nurs Health 37(3):204-218.

Bergstrand, S.; Kallman, U.; Ek, A. C.; Engstrom, M.; Lindgren, M. (2015): Microcirculatory responses of sacral tissue in healthy individuals and inpatients on different pressure-redistribution mattresses. J Wound Care 24(8):346-358 doi: 10.12968/jowc.2015.24.8.346

Bergstrom, N.; Horn, S. D.; Rapp, M.; Stern, A.; Barrett, R.; Watkiss, M.; Krahn, M. (2014): Preventing pressure ulcers: A multisite randomized controlled trial in nursing homes. Ont Health Technol Assess Ser 14(11):1-32

Blume-Peytavi, U.; Lavender, T.; Jenerowicz, D.; Ryumina, I.; Stalder, J. F.; Torrelo, A.; Cork, M. J. (2016): Recommendations from a European Roundtable Meeting on Best Practice Healthy Infant Skin Care. Pediatr Dermatol DOI: 10.1111/pde.12819

Blume-Peytavi, U.; Hauser, M.; Lunnemann, L.; Stamatas, G. N.; Kottner, J.; Garcia Bartels, N. (2014): Prevention of diaper dermatitis in infants--a literature review. Pediatr Dermatol DOI: 10.1111/pde.12348

Boesch, R. P.; Myers, C.; Garrett, T.; Nie, A.; Thomas, N.; Chima, A.; Dressman, K. (2012): Prevention of tracheostomy-related pressure ulcers in children. Pediatrics 129(3):e792-e797

Brienza, D.; Antokal, S.; Herbe, L.; Logan, S.; Maguire, J.; Van Ranst, J.; Siddiqui, A. (2015): Friction-induced skin injuries-are they pressure ulcers? An updated NPUAP white paper. J Wound Ostomy Continence Nurs 42(1):62-64 doi: 10.1097/won.0000000000000102

Brouwers, M. C.; Kho, M. E.; Browman, G. P.; Burgers, J. S.; Cluzeau, F.; Feder, G.; Consortium, A. N. S. (2010): AGREE II: advancing guideline development, reporting and evaluation in health care. CMAJ 182(18):E839-842 doi: 10.1503/cmaj.090449

Chou, R.; Dana, T.; Bougatsos, C.; Blazina, I.; Starmer, A. J.; Reitel, K.; Buckley, D. I. (2013) Pressure ulcer risk assessment and prevention: A systematic comparative effectiveness review. Ann Intern Med 159(1):28-38

Clark, M.; Black, J.; Alves, P.; Brindle, C. T.; Call, E.; Dealey, C.; Santamaria, N. (2014): Systematic review of the use of prophylactic dressings in the prevention of pressure ulcers. Int Wound J 11(5):460-471

Coleman, S.; Gorecki, C.; Nelson, E. A.; Closs, S. J.; Defloor, T.; Halfens, R.; Nixon, J. (2013): Patient risk factors for pressure ulcer development: systematic review. Int J Nurs Stud 50(7):974-1003 doi: 10.1016/j.ijnurstu.2012.11.019

Coleman, S.; Nixon, J.; Keen, J.; Wilson, L.; McGinnis, E.; Dealey, C; Nelson, E. A. (2014): A new pressure ulcer conceptual framework. J Adv Nurs (10):2222-2234

Coleman S.; Nelson E.A.; Keen J.; Wilson L.; McGinnis E.; Dealey C.; Stubbs N.; Muir D.; Farrin A.; Dowding D.; Schols J.M.; Cuddigan J.; Berlowitz D.; Jude E.; Vowden P.; Bader D.L.; Gefen A.; Oomens C.W.; Schoonhoven L.; Nixon J. (2014): Developing a pressure ulcer risk factor minimum data set and risk assessment framework. J Adv Nurs (70)10:2339-52

Collier, M.; Moore, Z. (2006): Etiology and risk factors. In M. Romanelli (Ed.), Science and practice of pressure ulcer management: Springer.

Dassen, T. et al. (2014): Pflegeprobleme in Deutschland: Ergebnisse von 14 Jahren Forschung in Pflegeheimen und Kliniken 2001-2014. Berlin: Charité-Universitätsmedizin Berlin, Institut für Gesundheits- und Pflegeforschung

Delparte, J. J.; Scovil, C. Y.; Flett, H. M.; Higgins, J.; Laramee, M. T.; Burns, A. S. (2015): Psychometric Properties of the Spinal Cord Injury Pressure Ulcer Scale (SCIPUS) for Pressure Ulcer Risk Assessment During Inpatient Rehabilitation. Arch Phys Med Rehabil 96(11): 1980-1985

DNQP (Deutsches Netzwerk für Qualitätsentwicklung in der Pflege) (Hrsg.) (2015): Methodisches Vorgehen zur Entwicklung, Einführung und Aktualisierung von Expertenstandards in der Pflege und zur Entwicklung von Indikatoren zur Pflegequalität auf Basis von Expertenstandards. DNQP: Osnabrück

DNQP (Deutsches Netzwerk für Qualitätsentwicklung in der Pflege) (Hrsg.) (2010): Expertenstandard Dekubitusprophylaxe in der Pflege. 1. Aktualisierung. DNQP: Osnabrück

DNQP (Deutsches Netzwerk für Qualitätsentwicklung in der Pflege) (Hrsg.) (2014): Expertenstandard nach § 113 SGB XI: Erhaltung und Förderung der Mobilität in der Pflege. Abschlussbericht. URL: https://www.gkv-spitzenverband.de/media/dokumente/pflegeversicherung/qualitaet_in_der_pflege/Expertenstandard/Pflege_Expertenstandard_Mobilitaet_Abschlussbericht_14-07-14_finaleVersion.pdf [05.2017]

Diaz Alonso, Y.; Riveiro Vela, A. M.; Gonzalez Perez, M. (2009): Prevention of bed sores; results of a program in intensive pediatrics treatment. [Spanish]. [Prevencion de ulceras por presion. Resultados de un programa de prevencion en unidad de cuidados intensivos pediatricos.]. Revista de enfermeria (Barcelona, Spain) 32(5):41-46

Eberlein-Gonska, M.; Petzold, T.; Helaß, G.; Albrecht, M.; Schmitt, J. (2013): The incidence and determinants of decubitus ulcers in hospital care an analysis of routine quality management data at university hospital. Dtsch Arztebl Int 110(33-34):550-6

Garcia-Fernandez, F. P.; Soldevilla Agreda, J.; Pancorbo-Hidalgo, P. L.; Verdu-Soriano, J.; Lopez Casanova, P.; Rodriguez-Palma, M. (2016): Classification of dependence-related skin lesions: a new proposal. J Wound Care 25(1):26,28-32. doi: 10.12968/jowc.2016.25.1.26

Garcia-Molina, P.; Balaguer-Lopez, E.; Torra, I.; Alvarez-Ordiales, A.; Quesada-Ramos, C.; Verdu-Soriano, J. (2012): A prospective, longitudinal study to assess use of continuous and reactive low-pressure mattresses to reduce pressure ulcer incidence in a pediatric intensive care unit. Ostomy Wound Manage 58(7):32-39

Garcia-Fernandez, F. P.; Pancorbo-Hidalgo, P. L.; Soldevilla Agreda, J. (2011): Pressure ulcers risk assessment scales for children. [Spanish]. [Escalas de valoracion del riesgo de desarrollar ulceras por presion en la infancia.]. Gerokomos 22(1):26-34

Gelis, A.; Daures, J. P.; Benaim, C.; Kennedy, P.; Albert, T.; Colin, D.; Fattal, C. (2011): Evaluating self-reported pressure ulcer prevention measures in persons with spinal cord injury using the revised Skin Management Needs Assessment Checklist: Reliability study. Spinal Cord 49(5):653-658

Gillespie, B. M.; Chaboyer, W. P.; McInnes, E.; Kent, B.; Whitty, J. A.; Thalib, L. (2014): Repositioning for pressure ulcer prevention in adults. The Cochrane database of systematic reviews, 4, CD009958

Hayden, J. A.; van der Windt, D. A.; Cartwright, J. L., Cote, P.; Bombardier, C. (2013): Assessing bias in studies of prognostic factors. Ann Intern Med 158(4):280-286 doi: 10.7326/0003-4819-158-4-201302190-00009

Higgins J.P.T.; Altman D.G.; Cochrane Statistical Methods Group. (2008): Assessing risk of bias in included studies. In:Cochrane Handbook for Systematic Reviews of Interventions (Version 5.1.0): The Cochrane Collaboration: www.cochrane-handbook.org.

Higgins J.; Green S. (2011). Cochrane Handbook for Systematic Reviews of Interventions (Version 5.1.0): The Cochrane Collaboration: www.cochrane-handbook.org.

Huang, H. Y.; Chen, H. L.; Xu, X. J. (2013): Pressure-redistribution surfaces for prevention of surgery-related pressure ulcers: a meta-analysis. Ostomy Wound Manage 59(4):36-38, 42, 44, 46, 48

Iizaka, S.; Okuwa, M.; Sugama, J.; Sanada, H. (2010): The impact of malnutrition and nutrition- related factors on the development and severity of pressure ulcers in older patients receiving home care. Clin Nutr 29(1):47-53

Jagannathan, N. S.; Tucker-Kellogg, L. (2015): Membrane permeability during pressure ulcer formation: A computational model of dynamic competition between cytoskeletal damage and repair. J Biomech doi: 10.1016/j.jbiomech.2015.12.022

Jin, Y.; Piao, J.; Lee, S. M. (2015): Evaluating the validity of the Braden scale using longitudinal electronic medical records. Res Nurs Health 38(2):152-161

Kiss, E. A., Heiler, M. (2014): Pediatric skin integrity practice guideline for institutional use: a quality improvement project. Journal of Pediatric Nursing, 29(4), 362-367

Klingelhöfer-Noe, J.; Dassen, T.; Lahmann, N. (2015): Vollstationäre Pflegeeinrichtungen vs. „betreutes Wohnen mit ambulanter Versorgung". Z Gerontol Geriat 48:263-269

Kottner, J.; Beeckman, D. (2015): Incontinence-associated dermatitis and pressure ulcers in geriatric patients. G Ital Dermatol Venereol 150(6):717-729

Kottner, J.; Hauss, A.; Schluer, A. B.; Dassen, T. (2013): Validation and clinical impact of paediatric pressure ulcer risk assessment scales: A systematic review. Int J Nurs Stud 50(6):807-818

Kottner, J.; Raeder, K.; Halfens, R.; Dassen, T. (2009): A systematic review of interrater reliability of pressure ulcer classification systems. J Clin Nurs 18(3):315-336 doi: 10.1111/j.1365-2702.2008.02569.x

Kottner, J.; Schroer F.; Tannen, A. (2012a): Evaluation der Glamorgan-Skala in einer pädiatrischen Intensivstation: Übereinstimmungen und Reliabilität. Pflege 6(25):459-467

Kottner, J.; Kenzler, M.; Wilborn, D. (2012b): Interrater agreement, reliability and validity of the Glamorgan Paediatric Pressure Ulcer Risk Assessment Scale. J Clin Nurs (23):1165-1169

Kuo, C. Y.; Wootten, C. T.; Tylor, D. A.; Werkhaven, J. A.; Huffman, K. F.; Goudy, S. L. (2013): Prevention of pressure ulcers after pediatric tracheotomy using a Mepilex Ag dressing. Laryngoscope 123(12):3201-3205

Langer, G.; Fink, A. (2014): Nutritional interventions for preventing and treating pressure ulcers. Cochrane Database Syst Rev, CD003216

Levy, A.; Kopplin, K.; Gefen, A. (2015): Adjustability and Adaptability Are Critical Characteristics of Pediatric Support Surfaces. Adv Wound Care (New Rochelle) 4(10):615-622. doi: 10.1089/wound.2015.0639

Levy, A.; Frank, M. B. O.; Gefen, A. (2015): The biomechanical efficacy of dressings in preventing heel ulcers. J Tissue Viability 24(1):1-11

Liu, L. Q.; Moody, J.; Traynor, M., Dyson, S.; Gall, A. (2014): A systematic review of electrical stimulation for pressure ulcer prevention and treatment in people with spinal cord injuries. J Spinal Cord Med, 37(6):703-718

Lozano-Montoya, I.; Velez-Diaz-Pallares, M.; Abraha, I.; Cherubini, A.; Soiza, R. L.; O'Mahony, D.; Cruz-Jentoft, A. J. (2016): Nonpharmacologic Interventions to Prevent Pressure Ulcers in Older Patients: An Overview of Systematic of Reviews (The Software Engine for the Assessment and optimization of drug and non-drug Therapy in Older Persons [SENATOR] Definition of Optimal Evidence-Based Non-drug Therapies in Older People [ONTOP] Series). J Am Med Dir Assoc doi: 10.1016/j.jamda.2015.12.091

Lucas, N. P.; Macaskill, P.; Irwig, L.; Bogduk, N. (2010): The development of a quality appraisal tool for studies of diagnostic reliability (QAREL). J Clin Epidemiol, 63(8):854-861. doi: 10.1016/j.jclinepi.2009.10.002

Lupianez-Perez, I.; Morilla-Herrera, J. C.; Ginel-Mendoza, L.; Martin-Santos, F. J.; Navarro-Moya, F. J.; Sepulveda-Guerra, R. P.; Morales-Asencio, J. M. (2013): Effectiveness of olive oil for the prevention of pressure ulcers caused in immobilized patients within the scope of primary health care: study protocol for a randomized controlled trial. Trials [Electronic Resource] 14:348

Lupianez-Perez, I.; Uttumchandani, S. K.; Morilla-Herrera, J. C.; Martin-Santos, F. J.; Fernandez-Gallego, M. C.; Navarro-Moya, F. J.; Morales-Asencio, J. M. (2015): Topical olive oil is not inferior to hyperoxygenated fatty aids to prevent pressure ulcers in high-risk immobilised patients in home care. Results of a multicentre randomised triple-blind controlled non-inferiority trial. PLoS ONE, 10 (4) (no pagination) (e0122238)

Mahoney, M.; Rozenboom, B.; Doughty, D. (2013): Challenges in classification of gluteal cleft and buttocks wounds: consensus session reports. J Wound Ostomy Continence Nurs 40(3):239-245 doi: 10.1097/WON.0b013e31828f1a2e

Manzano, F.; Colmenero, M.; Perez-Perez, A. M.; Roldan, D.; Jimenez-Quintana, M. M.; Manas, M. R.; Fernandez-Mondejar, E. (2014): Comparison of two repositioning schedules for the prevention of pressure ulcers in patients on mechanical ventilation with alternating pressure air mattresses. J Intensive Care Med 40(11):1679-1687

McInnes, E.; Jammali-Blasi, A.; Bell-Syer, S. E.; Dumville, J. C.; Middleton, V.; Cullum, N. (2015): Support surfaces for pressure ulcer prevention. Cochrane Database Syst Rev 9, CD001735 doi: 10.1002/14651858.CD001735.pub5

Medizinischer Dienst des Spitzenverbandes Bund der Krankenkassen e.V. (2012): Qualität in der ambulanten und stationären Pflege, 3. Bericht. Essen

Moore, Z. E.; Cowman, S. (2014): Risk assessment tools for the prevention of pressure ulcers. Cochrane Database Syst Rev 2:CD006471

Moore, Z. E.; Webster, J. (2013): Dressings and topical agents for preventing pressure ulcers. Cochrane Database Syst Rev 8:CD009362

Morente, L.; Morales-Asencio, J. M.; Veredas, F. J. (2014): Effectiveness of an e-learning tool for education on pressure ulcer evaluation. J Clin Nurs. 23(13-14):2043-2052

National Pressure Ulcer Advisory Panel, European Pressure Ulcer Advisory Panel; and Pan Pacific Pressure Injury Alliance (NPUAP; EPUAP; PPPIA) (2014): Prevention and Treatment of Pressure Ulcers: Quick Reference Guide. Emily Haesler Hrsg.) Cambridge Media: Perth, Australia

National Pressure Ulcer Advisory Panel, European Pressure Ulcer Advisory Panel; and Pan Pacific Pressure Injury Alliance (NPUAP; EPUAP; PPPIA) (2016): News and Statements. Small Cell Technology in Alternating Pressure Mattresses. Online: http://www.internationalguideline.com/statements#small_cell.

National Clinical Guideline Centre (NICE). (2014): Pressure ulcer prevention: The prevention and management of pressure ulcers in primary and secondary care. National Institute for Health and Care Excellence. UK

Oomens, C. W.; Bader, D. L.; Loerakker, S.; Baaijens, F. (2015): Pressure induced deep tissue injury explained. Ann Biomed Eng 43(2):297-305 doi: 10.1007/s10439-014-1202-6

Park, S. H.; Choi, Y. K.; Kang, C. B. (2015): Predictive validity of the Braden Scale for pressure ulcer risk in hospitalized patients. J Tissue Viability 24(3):102-113

Paulden, M.; Bergstrom, N.; Horn, S. D.; Rapp, M.; Stern, A.; Barrett, R.; Krahn, M. (2014): Turning for ulcer reduction (TURN) study: An economic analysis. Health Quality Ontario 14(12):1-24

Petzold, T.; Eberlein-Gonska, M.; Schmitt, J. (2014): Which factors predict incident pressure ulcers in hospitalized patients? A prospective cohort study. Br J Dermatol 170(6):1285-1290

Schindler, C. A.; Mikhailov, T. A.; Cashin, S. E.; Malin, S.; Christensen, M.; Winters, J. M. (2013): Under pressure: Preventing pressure ulcers in critically ill infants. J Spec Pediatr Nurs 18(4):329-341

Shannon, R. J.; Brown, L.; Chakravarthy, D. (2012): Pressure Ulcer Prevention Program study: A randomized, controlled prospective comparative value evaluation of 2 Pressure Ulcer Prevention strategies in nursing and rehabilitation centers. Adv Skin Wound Care 25(10):450-464

Shea, B. J.; Grimshaw, J. M.; Wells, G. A.; Boers, M.; Andersson, N.; Hamel, C.; Bouter, L. M. (2007). Development of AMSTAR: a measurement tool to assess the methodological quality of systematic reviews. BMC Med Res Methodol 7, 10 doi: 10.1186/1471-2288-7-10

Shea, B. J.; Hamel, C.; Wells, G. A.; Bouter, L. M.; Kristjansson, E.; Grimshaw, J.; Boers, M. (2009): AMSTAR is a reliable and valid measurement tool to assess the methodological quality of systematic reviews. J Clin Epidemiol, 62(10):1013-1020. doi: 10.1016/j.jclinepi.2008.10.009

Shea, J. D. (1975): Pressure sores: classification and management. Clin Orthop Relat Res (112):89-100

Shoham, N.; Gefen, A. (2012): Deformations, mechanical strains and stresses across the different hierarchical scales in weight-bearing soft tissues. J Tissue Viability 21(2):39-46 doi: 10.1016/j.jtv.2012.03.001

Sibbald, R. G.; Krasner, D. L.; Woo, K. Y. (2011): Pressure ulcer staging revisited: superficial skin changes & Deep Pressure Ulcer Framework(c). Adv Skin Wound Care 24(12):571-580; quiz 581-572 doi: 10.1097/01.ASW.0000408467.26999.6d

Soban, L. M.; Hempel, S.; Munjas, B. A.; Miles, J.; Rubenstein, L. V. (2011): Preventing pressure ulcers in hospitals: A systematic review of nurse-focused quality improvement interventions. Jt Comm J Qual Patient Saf 37(6):245-252

Spinal Cord Medicine (2014): Pressure ulcers Prevention and Treatment following Spinal Cord Injury: A clinical Practice Guideline for Health-Care Professionals, 2. Aktualisierung. Amerika

Stojadinovic, O.; Minkiewicz, J.; Sawaya, A.; Bourne, J. W.; Torzilli, P.; de Rivero Vaccari, J. P; Tomic-Canic, M. (2013): Deep tissue injury in development of pressure ulcers: a decrease of inflammasome activation and changes in human skin morphology in response to aging and mechanical load. PLoS One 8(8): e69223. doi: 10.1371/journal.pone.0069223

The Royal Children's Hospital Melbourne. (2012). Pressure Injury Prevention and Management http://www.rch.org.au/rchcpg/hospital_clinical_guideline_index/Pressure_Injury_Prevention_and_Management/

Verdu, J.; Soldevilla, J. (2012): IPARZINE-SKR study: Randomized, double-blind clinical trial of a new topical product versus placebo to prevent pressure ulcers. Int Wound J 9(5):557-565

Visscher, M., King, A., Nie, A. M., Schaffer, P., Taylor, T., Pruitt, D. (2013): A quality-improvement collaborative project to reduce pressure ulcers in PICUs. Pediatrics: 131(6), e1950-1960

Wingenfeld, K. (2015): Qualitätsunterschiede sichtbar machen. Die Schwester/Der Pfleger 7(15):82-85

Whiting, P. F.; Rutjes, A. W.; Westwood, M. E.; Mallett, S.; Deeks, J. J.; Reitsma, J. B. (2011): QUADAS-2: a revised tool for the quality assessment of diagnostic accuracy studies. Ann Intern Med 155(8):529-536 doi: 10.7326/0003-4819-155-8-201110180-00009

Xiao, D. Z.; Wu, S. Y.; Mak, A. F. (2014): Accumulation of loading damage and unloading reperfusion injury--modeling of the propagation of deep tissue ulcers. J Biomech 47(7):1658-1664 doi: 10.1016/j.jbiomech.2014.02.036

Yusuf, S.; Okuwa, M.; Shigeta, Y.; Dai, M.; Iuchi, T.; Rahman, S.; Sanada, H. (2015): Microclimate and development of pressure ulcers and superficial skin changes. Int Wound J 12(1), 40-46

Zhang, Q.; Sun, Z.; Yue, J. (2015): Massage therapy for preventing pressure ulcers. Cochrane Database Syst Rev 6:CD010518 doi: 10.1002/14651858.CD010518.pub2

3.15 Glossar

Assessment
Erfassung und Einschätzung einer gesundheitsbezogenen Situation mit dem Ziel, eine fundierte Entscheidung auf der Basis von relevanten und richtigen Informationen treffen zu können.

Angehörige
Primäre Bezugspersonen des Patienten bzw. Bewohners. Der Begriff wird auch dann verwendet, wenn kein direktes Verwandtschaftsverhältnis vorhanden ist.

Beratung
Beratung wird als ergebnisoffener, dialogischer Prozess definiert, an dessen Ende eine individuelle und bedürfnisgerechte Problemlösung stehen sollte.

Druck
Krafteinwirkung pro Fläche ($p=F/A$).

ICC
Intraklassen-Korrelationskoeffizient

Information
Weitergabe von Informationen, Wissensvermittlung.

Inzidenz
Anzahl bestimmter Ereignisse (z. B. Neuauftreten eines Dekubitus) in einer bestimmten Gruppe in einer Zeitspanne.

Item
Kleinster Bestandteil eines Instruments (z. B. eine Frage in einem Fragebogen).

Odds ratio
Verhältnis der Wahrscheinlichkeit, dass ein Ereignis in einer bestimmten Gruppe eintritt zur Wahrscheinlichkeit, dass dieses Ereignis in einer anderen Gruppe nicht eintritt.

p, p-Wert
Die Wahrscheinlichkeit, dass bestimmte Unterschiede oder Zusammenhänge zufällig auftreten.

Prävalenz
Häufigkeit eines bestimmten Merkmals in einer bestimmten Gruppe zu einem Zeitpunkt.

prospektiv
(zeitlich) nach vorne gerichtet

Randomisierung
Zufällige Zuordnung von Patienten zur Therapie- und Kontrollgruppe.

RCT
Randomisierte kontrollierte Studie

Reibung
Kraft, die zwischen zwei sich berührenden Flächen wirkt, Widerstand gegenüber der Verschiebung beider Flächen gegeneinander.

Reliabilität
Ausmaß mit dem Ergebnisse eines standardisierten Instruments (z. B. Dekubitusrisikoskalen) wiederholbar und fehlerfrei sind.

Scherung
Entgegengesetzt zueinander wirkende Kräfte innerhalb eines Gewebes.

Schulung
Das zielorientierte, strukturierte und geplante Vermitteln von Wissen/Fertigkeiten durch Initiierung eines zielgerichteten Lernprozesses. Schulung beinhaltet auch Anleitungssituationen.

Sensitivität
Wahrscheinlichkeit, dass ein bestimmtes Merkmal erkannt wird (positiver Befund), wenn es tatsächlich vorhanden ist.

Spezifität
Wahrscheinlichkeit, dass ein bestimmtes Merkmal nicht erkannt wird (negativer Befund), wenn es tatsächlich nicht vorhanden ist.

Validität
Stärke der Evidenz oder Güte einer Theorie, dass Messwerte bestimmter standardisierter Instrumente dem Zweck entsprechend interpretiert werden können.

4 Das Audit-Instrument zum aktualisierten Expertenstandard Dekubitusprophylaxe

Petra Blumenberg, Moritz Krebs, Heiko Stehling und Andreas Büscher

Ein Audit ist fester Bestandteil des Implementierungskonzepts von Expertenstandards. Durch Überprüfung des Umsetzungsgrades aller Kriterienebenen eines Expertenstandards ist es sowohl im Rahmen von Implementierungsprojekten als auch bei regelmäßiger Evaluation der Expertenstandardanwendung ein wichtiger Baustein für die interne Qualitätsentwicklung und zur Verstetigung des erreichten Qualitätsniveaus. Die erhobenen Daten liefern wichtige Hinweise über den Entwicklungsstand der Pflege in den jeweiligen Einrichtungen und sind eine solide Grundlage für die weitere Qualitätsarbeit und eine bedarfsgerechte Fortbildungsplanung. Generell wird ein Audit von Pflegepraktikern als Aufwertung und sichtbar machen der pflegerischen Arbeit empfunden und es stellt einen positiven Motivationsfaktor bei der Einführung von Expertenstandards und der Verstetigung ihrer Umsetzung dar. (Moers et al. 2014, DNQP 2015)

4.1 Entwicklung des Auditinstruments

Bereits im Rahmen des Pilotprojekts zur Entwicklung von Expertenstandards hat das wissenschaftliche Team des DNQP in Anlehnung an die Auditinstrumente des Royal College of Nursing (RCN 1994) ein Auditinstrument entwickelt. Dieses hat sich im Rahmen der Erstimplementierung des Expertenstandards Dekubitusprohylaxe in der Pflege bewährt und konnte einen Beitrag zur Bestimmung der Anwendbarkeit und Akzeptanz des Expertenstandards in der Pflegepraxis leisten (Moers et al. 2004). Auch die Form und Struktur dieses Auditinstruments haben sich bewährt und wurden für alle folgenden Expertenstandardentwicklungen beibehalten, die Instrumente werden lediglich für jeden neuen Expertenstandard themenspezifisch aufbereitet.

Das Auditinstrument zum Expertenstandard Dekubitusprophylaxe in der Pflege wurde im Rahmen der ersten Aktualisierung des Expertenstandards bereits einmal überarbeitet (Schiemann et al. 2010). Mit der zweiten Aktualisierung ergaben sich aus den in Kapitel 1 beschriebenen Änderungen erneut Anpassungserfordernisse.

Das aktualisierte Auditinstrument dient damit dem Abgleich zwischen der Qualität der geleisteten Dekubitusprophylaxe und dem aktuellen, im Expertenstandard beschriebenen Qualitätsniveau. Daher wird den Einrichtungen empfohlen, die aktualisierte Auditversion zu verwenden, um zu gewährleisten, dass das einrichtungsinterne Vorgehen auch entsprechend des aktuellen Wissensstandes auditiert wird.

4.2 Aufbau des Auditinstruments

Das Auditinstrument ist in drei Fragebögen unterteilt: einen patienten-/bewohnerbezogenen, einen pflegepersonalbezogenen und einem einrichtungsbezogenen Bogen. Die Fragebögen enthalten Fragen, die nur mit „Ja" oder „Nein" bzw. „nicht anwendbar" zu beantworten sind.

Fragebogen 1: Beim **patienten-/bewohnerbezogenen Audit** wird auf drei Datenquellen zurückgegriffen: a) die Pflegedokumentation, b) die Befragung der Bezugspflegefachkraft und c) die Patienten-/Bewohnerbefragung. Der patienten-/bewohnerbezogene Fragebogen enthält insgesamt 18 Fragen zu den Kriterien des Expertenstandards. Neun Fragen sind aus der Pflegedokumentation, fünf von den zuständigen Pflegefachkräften und vier von den Patienten/Bewohnern zu beantworten.

Die Antwortvorgaben in diesem Fragebogen sind „Ja/Nein"-Kategorien mit der gleichzeitigen Möglichkeit eines Kommentars. Alle Ja-/Nein-Antworten werden im Ergebnisprotokoll 1 summiert. Ist die Beantwortung einer Frage mit „Ja" oder „Nein" nicht möglich, gilt dieses Kriterium als „Nicht Anwendbar". Wenn eine Frage mit „Nein" oder „Nicht Anwendbar" beantwortet wird, ist in der Kommentarspalte immer eine Begründung anzugeben. So sind bei der Audit-Auswertung Rückschlüsse auf die Ursachen für das Nichterreichen eines Kriteriums möglich. Zum Fragebogen 1 gehören ergänzende Hinweise, die als Hilfestellung dienen, u. a. dann, wenn Unsicherheiten darüber bestehen, ob ein Kriterium als erfüllt bzw. nicht erfüllt zu gelten hat oder als nicht anwendbar einzustufen ist.

Fragebogen 2: Im Rahmen des **pflegepersonalbezogenen Audits** werden alle Pflegefachkräfte der Pflegeeinheit zu ihrem Wissensstand und ihrem selbst eingeschätzten Fortbildungsbedarf befragt. Der Fragebogen enthält insgesamt sechs Fragen zu den Strukturkriterien des Expertenstandards, in denen Aussagen zur benötigten Fachkompetenz gemacht werden. Hierbei ist nicht ein Wissenstest der Pflegefachkräfte das Ziel, sondern es wird nach der Teilnahme an Fortbildungsveranstaltungen oder Schulungen in den vergangenen 24 Monaten zu den relevanten Strukturkriterien des Expertenstandards und nach dem weiterhin bestehenden Fortbildungsbedarf zu den einzelnen Themen gefragt. Die genannten Fortbildungsthemen im Fragebogen können durch die tatsächliche Bezeichnung angebotener Fortbildungsveranstaltungen ergänzt werden.

Fragebogen 3: Mit dem **einrichtungsbezogenen Audit** werden durch die einmalige Befragung einer Leitungsperson der Pflegeeinheit zentrale Strukturkriterien zum Expertenstandardthema erfasst.

Das Auditinstrument enthält zu den Fragebögen 1 und 2 jeweils Ergebnisprotokolle, um die Ergebnisse der einzelnen Bögen zusammenfassend darzustellen. Zur vereinfachten Darstellung der Ergebnisse des Audits haben viele Einrichtungen gute Erfahrungen mit der Übertragung dieser Protokolle in EDV-Lösungen, z. B. Excel-Tabellen, gemacht. Das DNQP stellt auf seiner Homepage entsprechende elektronische Auditinstrumente zur Verfügung (www.dnqp.de).

4.3 Einsatzmöglichkeiten des Auditinstruments

Das Auditinstrument zum Expertenstandard Dekubitusprophylaxe, 2. Aktualisierung, eignet sich – wie alle weiteren Auditinstrumente des DNQP – für die Anwendung bei einer Erst-Implementierung und zur regelmäßigen Evaluation des Umsetzungsgrades durch regelmäßige Re-Auditierungen. Aktuelle Erfahrungen aus verschiedenen Einrichtungen zeigen zudem, dass die Durchführung des Audits auch als Vorbereitung einer geplanten Expertenstandardimplementierung sinnvoll eingesetzt werden kann.

4.3.1 Auditierung nach einer Erst-Implementierung

Im Rahmen einer Erst-Implementierung des Expertenstandards ist es das Ziel, mit Hilfe des Audits den Umsetzungsgrad der jeweiligen Kriterien des Expertenstandards zu ermitteln, nachdem der Expertenstandard in der Einrichtung eingeführt wurde. Das Phasenmodell zur Implementierung von Expertenstandards (DNQP 2015) empfiehlt bei einer Erst-Implementierung eines Expertenstandards für die Durchführung des Audits einen Zeitraum von vier Wochen. In diesem Zeitraum sollten möglichst 40 Patienten/Bewohner in das Audit einbezogen werden und alle Pflegefachkräfte der betreffenden Pflegeeinheit(en) befragt werden, um aussagekräftige Daten zu erhalten. Um bei einer Erst-Auditierung eine ausreichende Fallzahl zu erreichen, ist es in der Regel nötig, die Pflegeeinheit an mehreren Terminen aufzusuchen. Dabei sollte der Auditor sicherstellen, dass jeder Patient/Bewohner nur einmal in die Erhebung einbezogen wird. Entweder ist eine entsprechende Liste zu führen oder das Audit in der Patientenakte zu vermerken. Kommt es in Krankenhäusern im Auditzeitraum zu einer Wiederaufnahme eines Patienten, kann dieser erneut auditiert werden.

4.3.2 Regelmäßige Re-Auditierungen

Regelmäßige Auditierungen können die Verstetigung der Expertenstandardumsetzung unterstützen. Durch die Auditierungen lassen sich Hinweise über das nachhaltig erreichte Qualitätsniveau insgesamt oder in Teilaspekten gewinnen, die der Steuerung weiterer Qualitätsentwicklungsmaßnahmen dienen. Neben der Durchführung eines vollständigen Audits ist es auch möglich, bestimmte Qualitätsaspekte in den Blick zu nehmen, beispielsweise um Ergebnisse vorangegangener Audits zu überprüfen oder weil einzelne Schritte im Pflegeprozess als verbesserungswürdig oder besonders beachtenswert erscheinen. In diesen Fällen können gezielt einzelne oder mehrere Auditfragen erhoben werden, beispielsweise zur Information, Schulung und Beratung von Patienten/Bewohnern oder zur Erfassung und Dokumentation des Dekubitusrisikos. Bei regelmäßigen, wiederholten Auditierungen kann das Audit mit deutlich geringeren Fallzahlen als 40 Patienten/Bewohnern durchgeführt werden.

4.3.3 Auditierung vor einer Implementierung

Grundsätzlich lässt sich das Auditinstrument auch zur Vorbereitung der Einführung eines neuen Expertenstandards oder zur Überprüfung notwendiger Anpassungen bereits implementierter Verfahren nutzen, wenn ein Expertenstandard in einer aktualisierten Fassung neu veröffentlicht wird.

In beiden Fällen erleichtert das Audit den Vergleich zwischen dem Niveau der pflegerischen Leistungen in der Einrichtung und dem Qualitätsniveau des Expertenstandards. Es lässt sich also die Qualität der pflegerischen Arbeit zu dem Expertenstandardthema darstellen und Handlungserfordernisse bzw. Verbesserungspotentiale können identifiziert werden. Die Auditergebnisse zeigen, welche Aspekte bei der Implementierung oder der Anpassung von Verfahren besonderer Beachtung bedürfen oder auf welche Fortbildungsinhalte besonderen Wert gelegt werden sollte. Zudem legt das Audit die Notwendigkeit einer Qualitätsverbesserung offen, seine Ergebnisse können hierfür als Argumentationshilfe genutzt werden und stellen einen Ausgangswert dar, um im Nachhinein mögliche Verbesserungen bei einer Wiederholung des Audits darstellen zu können.

4.4 Durchführung des Audits

Die Durchführung des Audit sollte in den Händen von pflegerischen Projektbeauftragten oder Qualitätsexperten liegen, die nicht in der Pflegeeinheit eingesetzt sind, um eine Selbstbewertung auszuschließen. Auf eine Datenerhebung durch Vorgesetzte sollte wenn möglich verzichtet werden, um Kontrollängste zu vermeiden.

Generell sollte vor der eigentlichen Durchführung des Audits die Organisation der Datenerhebung und der Befragung geklärt sein und eine Information der Mitarbeiter und Patienten/Bewohner/Angehörigen erfolgen.

4.4.1 Durchführung des patienten-/bewohnerbezogenes Audits (Fragebogen 1)

Für die patienten-/bewohnerbezogene Datenerhebung empfiehlt es sich, in einem ersten Arbeitsgang alle Pflegedokumentationen durchzugehen, um diejenigen Patienten/Bewohner zu ermitteln,

bei denen im Sinne eines Risikoausschlusses kein Dekubitusrisiko vorliegt und die dementsprechend nicht in das Audit einbezogen werden. Auditiert werden daraufhin alle Patienten/Bewohner mit einem Dekubitusrisiko, bis die angestrebte Auditzahl erreicht ist.

Es hat sich bewährt, mit der Dokumentenanalyse zu beginnen, dann die Befragung der Bezugspflegekraft und gegebenenfalls weiterer Pflegefachkräfte und zuletzt die Befragung der Patienten/Bewohner vorzunehmen. Hierbei ist, insbesondere in den Krankenhäusern, sicherzustellen, dass sich die Patienten zum geplanten Befragungszeitpunkt noch in Behandlung befinden. Sind die Patienten/Bewohner selbst nicht auskunftsfähig, können Angehörige befragt werden. Der Wortlaut der Fragestellung im Fragebogen kann an das Sprachverständnis der zu Befragenden angepasst werden. Die Befragungssituation sollte so gestaltet werden, dass Diskretion gewährleistet ist und die Befragten sich frei äußern können. Für die Patienten-/Bewohnerbefragung gilt, dass das Audit regulärer Bestandteil pflegerischer Arbeit im Rahmen des Qualitätsmanagements ist. Es genügt daher, die Patienten/Bewohner unmittelbar vor der Befragung durch eine ihnen bekannte Person über den Zweck und die Ziele des Audits zu informieren. Zum Vertrauensaufbau können für den Auditor das Tragen von Dienstkleidung und Namensschild hilfreich sein.

Der Auditor sollte den Expertenstandard zum Nachschauen immer zur Hand haben, weil die Fragen in den Erhebungsbögen aus den Struktur-, Prozess- und Ergebniskriterien des Standards abgeleitet sind. Zur korrekten Beantwortung der Fragen ist Voraussetzung, dass der Auditor/die Auditorin das im Expertenstandard beschriebene Leistungsniveau kennt und einschätzen kann, ob die Frage mit „Ja" oder „Nein" zu beantworten ist.

Die Ergebnisse aus dem Fragenbogen 1 werden im Anschluss in das Ergebnisprotokoll 1 übertragen, um die jeweilige Zielerreichung der Standardkriterien darzustellen. Der Zielerreichungsgrad stellt den pro-zentualen Anteil der „ja"-Antworten an allen gültigen Antworten dar. Hierbei sind alle die Antworten zu berücksichtigen, die mit „ja" oder „nein" beantwortet wurden. Die Zahl der nicht anwendbaren Fälle wird von der Gesamtzahl aller Antworten zu dem jeweiligen Kriterium abgezogen und dann das prozentuale Verhältnis von Ja- und Nein-Antworten zur Gesamtzahl der anwendbaren Fälle berechnet.

4.4.2 Durchführung des personalbezogenen Audit (Fragebogen 2)

Das personalbezogene Audit (Fragebogen 2) stellt einen weiteren wesentlichen Baustein des Auditverfahrens dar. Auf diesem Wege können die an der Standardimplementierung beteiligten Pflegefachkräfte Auskunft darüber geben, wie sie selbst sowohl ihren Qualifikationsstand als auch ihren Qualifikationsbedarf einschätzen. Daher ist ein Rücklauf von 100% der ausgegebenen Bögen anzustreben. Dass es immer einen gewissen Prozentsatz an Ausfällen durch Krankheit und Urlaub gibt, ist nicht zu vermeiden. Die Personalbefragung sollte in schriftlicher Form bei allen Pflegefachkräften der Pflegeeinheit anonym durchgeführt werden. Um eine hohe Rücklaufquote zu erhalten, empfiehlt es sich, die Fragebögen persönlich an die Kollegen zu verteilen und für die Abgabe eine „Wahlurne" aufzustellen. Die Personalvertretung (Betriebs- oder Personalrat) der Einrichtung sollte über die Befragung informiert werden. Im Ergebnisprotokoll 2 ist die Anzahl der ausgegeben Fragebögen zu vermerken und die Ergebnisse aus den Fragebögen entsprechend zu übertragen.

4.4.3 Durchführung des einrichtungsbezogenen Audits (Fragenbogen 3)

Die Beantwortung der Fragen zu zentralen Strukturkriterien des Expertenstandards erfolgt einmalig im Rahmen des Audits durch die Befragung einer Leitungsperson der Pflegeeinheit(en). Hierbei werden zentrale Aspekte wie z. B. das Vorhandensein von Verfahrensregelungen, der Verfügbarkeit erforderlicher Informations- und Schulungsmaterialen und erforderlicher Hilfsmittel erfragt.

4.5 Erhebungsbögen

Fragebogen 1: Patienten-/bewohnerbezogene Daten

Name der Einrichtung und Pflegeeinheit:

Datum: Benötigte Zeit: Fragebogen Nr.:

Quelle		Frage	Antwort	Kommentare
Dokumentenanalyse	E 0	Lagen bei Aufnahme des Patienten/Bewohners in der Pflegeeinheit ein oder mehrere Dekubitus vor?		Wenn ja: Lokalisation: ____ Dekubituskategorie: ____
	E 1.1	Wurde unmittelbar zu Beginn der pflegerischen Versorgung eine systematische Einschätzung des Dekubitusrisikos vorgenommen?		
	E 1.2	Liegt eine aktuelle Einschätzung des Dekubitusrisikos vor?		
	E 2.1	Liegt eine individuelle Planung der Maßnahmen zur Dekubitusprophylaxe vor?		
	E 3.1	Wurden dem Patienten/Bewohner und ggf. seinen Angehörigen eine individuelle Beratung über das Dekubitusrisiko angeboten?		
	E 4.1	Wird die Eigenbewegung des Patienten/Bewohners gefördert?		
	E 4.2	Werden gefährdete Körperstellen entlastet?		
	E 5.1	Wenn individuell benötigte druckverteilende Hilfsmittel in der Pflegeplanung vorgesehen sind, wurden diese unverzüglich eingesetzt?		
	E 6.1	Liegt bei dem Patienten/Bewohner ein Dekubitus vor, der bei Aufnahme noch nicht dokumentiert wurde?		Wenn ja: Lokalisation: ____ Dekubituskategorie: ____
Befragung der zuständigen Pflegefachkraft	E 2.2	Wurden Maßnahmen zur Dekubitusprophylaxe kontinuierlich fortgeführt?		
	E 2.3	War es Ihnen möglich, den Patienten/Bewohner an der Planung der Maßnahmen zu beteiligen?		
	E 3.2	War es Ihnen möglich, den Patienten/Bewohner in Bezug auf sein Dekubitusrisiko zu beraten?		
	E 5.2	War es ihnen möglich, für den Patienten/Bewohner geeignete druckverteilende und -entlastende Hilfsmittel einzusetzen?		
	E 5.3	Standen die von Ihnen als angemessen betrachteten Hilfsmittel unverzüglich zur Verfügung?		
Patient/Bewohner bzw. Angehörige fragen Befragt wurde: ☐ Patient/Bewohner ☐ Angehörige	E 2.4	Wurden die Maßnahmen zur Dekubitusprophylaxe mit Ihnen gemeinsam geplant?		
	E 3.3	Wurden Sie schriftlich oder mündlich über die Gefahr des Wundliegens informiert?		
	E 3.4	Waren die Informationen für Sie verständlich und ausreichend?		
	E 4.3	Wurden Sie bei der Bewegungsförderung und/oder Druckentlastung von gefährdeten Körperstellen unterstützt?		

Ausfüllhinweis: J = Ja N = Nein NA = nicht anwendbar (N und NA bitte im Kommentar erläutern)

Hinweise zu den einzelnen Items des Fragebogens 1

Frage/ Ebene	Hinweise
E0	Die Erfassung von Dekubitus bereits bei Aufnahme ist sehr wichtig, um diese Dekubitus von hausintern erworbenen Dekubitus zu unterscheiden. Bitte vermerken Sie, ob in der Dokumentation bei Aufnahme des Patienten/Bewohners ein Dekubitus vermerkt ist und geben Sie die Lokalisation (Trochanter, Gesäßknochen, Ferse, …) und die Kategorie gemäß der im Expertenstandard verwendeten Klassifikation an (s. Kapitel 3.1.2).
E1.1	Aus erhebungspraktischen Gründen gilt der in der internen Verfahrensregelung festgelegte Zeitraum für die erste Einschätzung als "unmittelbar zu Beginn". Aus der Dokumentation muss hervorgehen, dass eine systematische Einschätzung durchgeführt wurde, bei der neben der Erfassung von individuellen Risikofaktoren eine Hauteinschätzung durchgeführt wurde. Die Ergebnisse dieser Einschätzung müssen aus der Dokumentation hervorgehen.
E1.2	Eine Einschätzung ist dann aktuell, wenn sie entweder im festgelegten Zeitabstand und/oder nach jeder das Dekubitusrisiko betreffenden Veränderung der Pflegesituation erneut durchgeführt wurde. Ist der aus der Planung ersichtliche Wiedereinschätzungszeitpunkt zum Zeitpunkt des Audit noch nicht eingetreten und die Pflegesituation unverändert, ist die Frage mit „Ja" zu beantworten.
E2.1	Sowohl aktive als auch passive mit dem Patienten/Bewohner vereinbarte Maßnahmen müssen in der Maßnamenplanung festgehalten werden, so dass sich alle Beteiligten über die erforderlichen Schritte informieren können.
E3.1	In der Dokumentation sollte vermerkt sein, dass dem Patienten/Bewohner (alternativ seinen Angehörigen) Information und Beratung angeboten wurden. Sollten die Angebote von dem Patient/Bewohner abgelehnt worden sein und wurde dies dokumentiert, gilt das Kriterium als erfüllt und wird mit „Ja" beantwortet. Das Kriterium gilt als „nicht anwendbar", wenn aufgrund schwerer kognitiver Einschränkungen und fehlender Angehöriger auf ein Beratungsangebot verzichtet wurde. Dies ist in der Kommentarspalte entsprechend zu vermerken.
E4.1 E4.2	Aus der Maßnahmenplanung/der Bewegungsförderplanung sollte erkennbar sein, ob Maßnahmen zur Förderung der Eigenbewegung eingeleitet wurden (E4.1) und bei Bedarf gefährdete Körperstellen (Fersen, Ellbogen, …) freigelegt wurden (E4.2).
E5.1	Gemeint sind Hilfsmittel wie z. B. druckentlastende Matratzen, Polsterungen oder andere Hilfsmittel. Falls keine Hilfsmittel benötigt werden, wird die Frage mit „nicht anwendbar" beantwortet. Die Dokumentation sollte Auskunft darüber geben, wann das Hilfsmittel erstmalig eingesetzt werden konnte und die Verfahrensregelung der Einrichtung Aufschluss darüber geben, ob der Zeitraum angemessen ist.
E6.1	Jeder Dekubitus, der bei der Ersteinschätzung nicht dokumentiert wurde, gilt als „neuer" Dekubitus.
E2.2	Bei dieser Frage geht es um die Informationsweitergabe über prophylaktische Maßnahmen an Kollegen und andere Berufsgruppen und die Einschätzung der Pflegefachkraft, ob Maßnahmen zur Dekubitusprophylaxe kontinuierlich fortgeführt werden konnten (z. B. in Funktionsabteilungen, in Spät- und Nachtschichten)
E2.3 E3.2	Hat der Patient die Beteiligung an der Maßnahmenplanung oder die Beratung abgelehnt, so wird mit „Nein" geantwortet. Ist der Patient/Bewohner aus anderen Gründen (z. B. kognitive Einschränkungen) nicht an der Maßnahmenplanung und an einer Beratung beteiligt worden, so ist die Frage „nicht anwendbar". Ablehnung oder andere Gründe müssen in der Kommentarspalte vermerkt werden.
E5.2	Diese Frage ist mit „Ja" zu beantworten, wenn aus Sicht der Pflegefachkraft das eingesetzte Hilfsmittel geeignet ist.
E5.3	Der Zeitraum für das unverzügliche Bereitstellen sollte sich aus der Verfahrensregelung entnehmen lassen.
E2.4 E3.3 E3.4	Bei diesen Fragen geht es um die subjektive Wahrnehmung des Patienten/Bewohners bzw. alternativ seiner Angehörigen, wenn diese einbezogen werden konnten, ob die Maßnahmen mit ihm gemeinsam geplant wurden und er sich ausreichend über sein Dekubitusrisiko und die damit verbundene Gefahr informiert fühlte. Die Fragen können zum besseren Verständnis den befragten Personen und dem individuellen Fall entsprechend sprachlich angepasst werden.
E4.3	Diese Frage untersucht, ob sich Patienten/Bewohner ausreichend bei der Bewegungsförderung unterstützt gefühlt haben.

Ergebnisprotokoll 1: Patienten/Bewohner

Standard: Dekubitusprophylaxe, 2. Aktualisierung

Stichprobe Patienten/Bewohner: 40 Patienten/Bewohner mit einem Dekubitusrisiko

Ziel des Audits: Feststellen, ob jeder dekubitusgefährdete Patient eine geeignete Prophylaxe erhält.

Zeitrahmen: 4 Wochen

Name der Einrichtung und Pflegeeinheit:

Zeitraum des Audits: von: bis:

Funktion/Position der Auditorin:

Gesamtzahl der Patienten/Bewohner: , davon a) Zahl der dekubitusgefährdeten Patienten/Bewohner: und b) Zahl der Patienten/Bewohner mit Risikoausschluss:

Frage	**Patienten-/bewohnerbezogene Stichprobe**																																								**Summe**			
	1	2	3	4	5	6	7	8	9	10	11	12	13	14	15	16	17	18	19	20	21	22	23	24	25	26	27	28	29	30	31	32	33	34	35	36	37	38	39	40	**gültig**	**J**	**N**	**J in%**
E0																																												
E1.1																																												
E1.2																																												
E2.1																																												
E3.1																																												
E4.1																																												
E4.2																																												
E5.1																																												
E6.1																																												
E2.2																																												
E2.3																																												
E3.2																																												
E5.2																																												
E5.3																																												
E2.4																																												
E3.3																																												
E3.4																																												
E4.3																																												

Ausfüllhinweis: J = Ja N = nein NA = nicht anwendbar

Fragebogen 2: Pflegepersonal

Liebe Kollegin, lieber Kollege aus dem Pflegedienst,

in Ihrer Pflegeeinheit wurde der aktualisierte Expertenstandard „Dekubitusprophylaxe in der Pflege" eingeführt bzw. wird bereits danach gearbeitet. Sie sind unter Umständen bereits über die Qualitätsbewertung (Audit) informiert und zu von Ihnen betreuten Patienten/Bewohnern befragt worden. Zur Auswertung des Erfolgs der Standardeinführung und -anwendung ist es wichtig, die Selbsteinschätzung des Pflegepersonals zum Wissensstand bezüglich der Standardkriterien zu erfassen. Wir bitten Sie daher, den folgenden kurzen Fragebogen auszufüllen und dem Auditor zurückzugeben.

Da es Sinn und Zweck von Expertenstandards ist, aktuelles Wissen zu verbreiten, besteht bei ihrer Einführung und verstetigten Anwendung grundsätzlich Fortbildungsbedarf. **Wir möchten von Ihnen wissen, zu welchen Themen Sie in den vergangenen 24 Monaten an Schulungs- oder Fortbildungsmaßnahmen teilgenommen haben und zu welchen Themen Sie weiteren Schulungs-/Fortbildungsbedarf sehen.** Als Fortbildungen gelten auch Informationen durch Kolleginnen im Rahmen von Dienstbesprechungen oder Übergaben. Ebenso gehören dazu praktische Übungen und Trainings (z. B. Schulungen für Hilfsmittel) im Umfang von mindestens 30 Minuten.

Wir bitten Sie daher, den folgenden kurzen Fragebogen auszufüllen.

Frage	Fortbildungsthemen	Teilnahme		Weiterer Bedarf	
		Ja	Nein	Ja	Nein
S1	**Dekubitusentstehung, Risikofaktoren und Einschätzung des Dekubitusrisikos** *z. B. Ätiologie des Dekubitus und Risikofaktoren, Risikofaktoren bei speziellen Patientengruppen, systematische Risikoeinschätzung, Hauteinschätzung*				
S2a/2b	**Planungs- und Steuerungskompetenz, Verfahrensregelung** *z. B. Vorgehen bei der Maßnahmenplanung, Kenntnis zu innerbetrieblichen Abläufen, Inhalte der Verfahrensregelung*				
S3a	**Beratung/Anleitung zu Dekubitusrisiko und prophylaktischen Maßnahmen** *z. B. spezielle Beratungs- und Schulungsinhalte (Positionierung, Hilfsmittelanwendung, Risikofaktoren), Kommunikationstechniken/ Gesprächsführung, Hautbeobachtung*				
S4	**Gewebeschonende Bewegungs-, Positionierungs- und Transfertechniken** *z. B. Bewegungsfördernde Maßnahmen (spezielle Positionierungstechniken, Kinaesthetik), Wissen zu Techniken der Druckentlastung/Freilage*				
S5a	**Auswahl geeigneter Hilfsmittel, z. B geeignete Wechseldruck- und Weichlagerungssysteme** *z. B. Kenntnis zu unterschiedlichen Hilfsmitteln und ihren Wirkungen (Druckentlastung, Druckverteilung, Scherkraftreduzierung)*				
S6a	**Evaluation der Maßnahmen, Dekubituseinschätzung, Hauteinschätzung** *z. B. Kompetenzen zur Hauteinschätzung, Angemessenheit von Maßnahmen und Hilfsmitteln, Kenntnis der Dekubituszahlen*				

Ergebnisprotokoll 2: Befragung der Pflegefachkräfte zum Fortbildungsbedarf

Anzahl der ausgegebenen Audit-Fragebögen-Pflegepersonal:

Frage	Pflegepersonalbezogene Stichprobe																																								Summe			
	1	2	3	4	5	6	7	8	9	10	11	12	13	14	15	16	17	18	19	20	21	22	23	24	25	26	27	28	29	30	31	32	33	34	35	36	37	38	39	40	gültig	J	N	J in%
Zur tatsächlichen Teilnahme an Informationsveranstaltungen, Schulungen oder Fortbildungen																																												
S1																																												
S2a/b																																												
S3a																																												
S4																																												
S5a																																												
S6a																																												
Zum weiterhin bestehenden Fortbildungsbedarf																																												
S1																																												
S2a/b																																												
S3a																																												
S4																																												
S5a																																												
S6a																																												

Ausfüllhinweis: J = ja N = nein NA = nicht anwendbar

Fragebogen 3: Einrichtungsbezogenes Audit

Die folgenden drei Fragen sollen einmalig von einer leitenden Pflegeperson beantwortet werden (Stationsleitung, Bereichsleitung).

Sollte eine Frage mit „nein" beantwortet werden, bitte in der Kommentarspalte Gründe bzw. Hinweise vermerken.

Frage		Antwort		Kommentar
		Ja	Nein	
S2b	**Liegt eine Verfahrensregelung zur Dekubitusprophylaxe vor?**			
S3b	**Stehen Informations- und Schulungsmaterialen zur Verfügung?**			
S5b	**Können erforderliche Wechseldruck- und Weichlagerungssysteme in einem angemessenen Zeitraum besorgt werden?**			
E6b	**Werden Dekubitushäufigkeiten und wichtige Kennzahlen zum Dekubitus einrichtungsweit erfasst?**			

Literatur

DNQP (Deutsches Netzwerk für Qualitätsentwicklung in der Pflege) (2015): Methodisches Vorgehen zur Entwicklung, Einführung und Aktualisierung von Expertenstandards in der Pflege und zur Entwicklung von Indikatoren zur Pflegequalität auf Basis von Expertenstandards. DNQP, Osnabrück. Online: https://www.dnqp.de/fileadmin/HSOS/Homepages/DNQP/Dateien/Weitere/DNQP-Methodenpapier2015.pdf

Moers, M.; Schiemann, D.; Fierdag, A. (2004): Das Audit-Instrument zum Expertenstandard Dekubitusprophylaxe in der Pflege. In: DNQP (Hg.): Expertenstandard Dekubitusprophylaxe in der Pflege. Entwicklung – Konsentierung – Implementierung. 2. Auflage, Osnabrück, DNQP, S. 93-100

Moers, M.; Schiemann, D.; Stehling, H. (2014): Expertenstandards implementieren - Spezifika gelingender Einführungsprozesse. In: Schiemann, D.; Moers, M.; Büscher, A. (Hrsg.): Qualitätsentwicklung in der Pflege. Konzepte, Methoden und Instrumente. Stuttgart, Kohlhammer, S.70-101

Schiemann, D.; Moers, M.; Stehling, H. (2010): Das Audit-Instrument zum Expertenstandard Dekubitusprophylaxe . In: DNQP (Hg.): Expertenstandard Dekubitusprophylaxe in der Pflege, 1. Aktualisierung 2010, einschließlich Kommentierung und Literaturstudie. Osnabrück, DNQP, S. 74-84

Royal College of Nursing (RCN)/Society of Paediatric Nursing (Hg.) (1994): Standards of Care for Paediatric Nursing. Harrow, Scutari Press

Informationen zum "Networking for Quality"

Das Deutsche Netzwerk für Qualitätsentwicklung in der Pflege ist ein bundesweiter Zusammenschluss von Fachkollegen in der Pflege, die sich mit dem Thema Qualitätsentwicklung auseinandersetzen. Übergreifende Zielsetzung des DNQP ist die Förderung der Pflegequalität auf der Basis von Praxis- und Expertenstandards in allen Einsatzfeldern der Pflege. Die inhaltliche Steuerung des Netzwerks erfolgt durch einen Lenkungsausschuss, dessen Mitglieder in unterschiedlichen Aufgabenfeldern der Pflege tätig sind und sich dort mit Fragen der Qualitätsentwicklung in der Pflege auseinandersetzen. Es handelt sich um Vertreter aus Pflegewissenschaft, -management, -lehre, -praxis und -forschung. Die Durchführung wissenschaftlicher Projekte und Veröffentlichungen übernimmt das wissenschaftliche Team an der Hochschule Osnabrück. Zudem betreibt das DNQP einen kontinuierlichen Fachdialog über aktuelle Qualitätsthemen mit Partnerorganisationen auf nationaler und internationaler Ebene.

Zentrale Aufgabenschwerpunkte:

- Entwicklung, Konsentierung, Implementierung und Aktualisierung evidenzbasierter Expertenstandards
- Beforschung von Methoden und Instrumenten zur Qualitätsentwicklung und -messung

Referenzeinrichtungen für die Implementierung von Expertenstandards

Unter Referenzeinrichtungen versteht das DNQP Krankenhäuser, Einrichtungen der stationären Altenhilfe und ambulante Pflegedienste, die über Erfahrungen mit der erfolgreichen und nachhaltigen Implementierung eines oder mehrerer Expertenstandards verfügen und an einem fachlichen Austausch zum Thema Standardimplementierung interessiert sind. Referenzeinrichtungen für die Anwendung von Expertenstandards sollen im Sinne eines Netzwerkgedankens,

- anderen Einrichtungen die Möglichkeit geben, entweder durch direkten Kontakt oder durch Berichte/Veröffentlichungen etc., von Erfahrungen der Referenzeinrichtungen zu profitierten und
- dem DNQP als Ansprechpartner für spezifische Fragen und/oder systematische Datensammlungen zur Implementierung und verstetigten Standardanwendung dienen können.

Mitglieder des DNQP-Lenkungsausschusses (Stand: März 2018)

Prof. Dr. Sabine Bartholomeyczik
Universität Witten/Herdecke

Prof. Marlies Beckmann
Hochschule Frankfurt

Andrea Bergsträßer
Pflegekammer Rheinland-Pfalz, Mainz

Prof. Dr. Andreas Büscher
Hochschule Osnabrück

Prof. Dr. Astrid Elsbernd
Hochschule Esslingen

Prof. Dr. Ulrike Höhmann
Universität Witten/Herdecke

Dipl.-Pflegewissenschaftlerin Jana Luntz
Universitätsklinikum Dresden

Prof. Dr. Martin Moers
Hochschule Osnabrück

Prof. Dr. Rainhild Schäfers
Hochschule für Gesundheit Bochum

JProf. Dr. Erika Sirsch
Philosophisch-Theologische Hochschule Vallendar

Dipl.-Psychologin Christine Sowinski
Kuratorium Deutsche Altershilfe, Köln

Carola Stenzel-Maubach, M.A.
Deutscher Berufsverband für Pflegeberufe, Berlin

Franz Wagner, MSc
Deutscher Pflegerat, Berlin

Anhang

Zusammenfassung der Ergebnisse der Literaturstudie (Kap. 3.5, 3.6.2.2, 3.6.4) zu druckentlastenden Interventionen mit dem Fokus Bewegungsförderung und Positionierung

(1) Förderung der Eigenbewegung der Patienten/Bewohner

Intervention	Entscheidungs- und Handlungsaspekte	Evidenzgrundlage
Keine Leitlinienaussagen oder Studienergebnisse zu spezifischen Angeboten für die Förderung der Eigenbewegung berichtet		

(2) Sicherstellung angemessener Körperpositionen und regelmäßiger Positionswechsel („Wechselpositionierung") im Liegen oder Sitzen bei unzureichender Eigenbewegung

Intervention	Entscheidungs- und Handlungsaspekte	Evidenzgrundlage
Positionierung in liegender Position (Erwachsene)	Reihenfolge der Körperpositionen • Regelmäßiger Wechsel möglichst zwischen Rechtsseiten-, Rücken- und Linksseitenlage	Empfehlungen unterschiedlicher Stärke in drei Leitlinien (AWMA 2012, KCE 2012, NPUAP/EPUAP/PPPIA 2014)
	Positionierung in Seitenlage • Seitenlage in 30° bis 40° • Vermeidung von 90°- Seitenlage	• Schwache Empfehlung in einer Leitlinie (NPUAP/EPUAP/PPPIA 2014) • Inkonsistente Ergebnisse zu den Effekten auf die Dekubitusinzidenz bei limitierter Qualität der Evidenz aus zusätzlich gesichteten zwei Übersichtsarbeiten (7 RCT oder CCT)
	Positionierung des Oberkörpers • Oberkörperhochlage um maximal 30°	Schwache Empfehlung in einer Leitlinie (NPUAP/EPUAP/PPPIA 2014)
	Positionierung in Bauchlage • Bei Verwendung einer druckverteilenden Unterlage und Freilage besonders druckbelasteter Stellen am Gesicht und Körper • Beurteilung des Hautzustands gefährdeter Körperstellen (z. B. Thorax, Knie, Beckenkamm, Schambein, Penis) bei jeder Rotation	Schwache Empfehlung in einer Leitlinie (NPUAP/EPUAP/PPPIA 2014)
	Wechselintervalle • Bandbreite der untersuchten Intervalle: 2 h bis 6 h, teilweise gekoppelt mit unterschiedlichen Positionierungen und Auflageflächen; keine klaren Vorteile für bestimmte Intervalle • Intervalle patienten-/bewohnerindividuell abhängig von Gewebetoleranz und Hautzustand, Mobilitätsstatus, allgemeinem Gesundheitszustand, Therapiezielen und Patienten-/Bewohnerkomfort zu wählen	• Starke Empfehlung für individualisierte Positionierungs-intervalle in einer Leitlinie (NPUAP/EPUAP/PPPIA 2014) • Inkonsistente Ergebnisse zu den Effekten auf die Dekubitusinzidenz bei limitierter Qualität der Evidenz aus zusätzlich gesichteten zwei Übersichtsarbeiten (7 RCT oder CCT) und weiteren zwei RCT

Intervention	Entscheidungs- und Handlungsaspekte	Evidenzgrundlage
Positionierung in liegender Position (Kinder)	Reihenfolge der Körperpositionen: • Keine Leitlinienaussagen oder Studienergebnisse zu Vorteilen bestimmter Sequenzen der Körperposition	
	Formen der Positionierung: • Seitenlage in 30° bis 40° • Kleinere Positionsänderungen bei Kindern, die große Positionsänderungen schlecht tolerieren (z. B. Neugeborene, Säuglinge, kritisch kranke Kinder) • Keine Aussagen zur Oberkörperpositionierung und zur Anwendung der Bauchlage	„Explizite" Empfehlung in einer Leitlinie (keine Empfehlungsstärke angegeben) (Royal Children´s Hospital 2012)
	Wechselintervalle: • Mindestens alle 4 h • Höhere Wechselfrequenz bei höherem Dekubitusrisiko und wenn nur kleine Positionsänderungen möglich	Empfehlung in einer Leitlinie (keine Empfehlungsstärke angegeben) (NICE 2014)
Positionierung in sitzender Position (Erwachsene) *(keine speziellen Aussagen zu Kindern in der Literaturstudie)*	Positionierung: Wahl einer Position, die • Körperstabilität, Komfort und Handlungsfreiheit für die Betroffenen gewährleistet • den Druck auf gefährdete Stellen reduziert • das Heruntergleiten der Betroffenen vermeidet (Verwendung von Armlehnen und Fußstützen) • eine sichere Position der Füße auf dem Boden oder auf Fußstützen gewährleistet • eine inadäquate Streckung des Kniegelenks und der Achillesferse bei Hochlage der Beine vermeidet • eine optimale Positionierung der Beine gewährleistet, z. B. 90°-Beugung in Hüft- und Kniegelenken und im Knöchel, Vermeidung einer Beugung >90° im Hüftgelenk	Empfehlungen unterschiedlicher Empfehlungsstärke in drei Leitlinien (AWMA 2012; KCE 2012; NPUAP/EPUAP/PPPIA 2014)
	Dauer/Intervalle:. • Zeitliche Begrenzung des Sitzens in einer Position ohne Druckentlastung	Starke Empfehlung in einer Leitlinie (NPUAP/EPUAP/PPPIA 2014)

Intervention	Entscheidungs- und Handlungsaspekte	Evidenzgrundlage
Vorgehen bei der Wechsel-Positionierung und dem Transfer (Erwachsene)	Assessment bei jeder Positionierung/jedem Transfer: • Beobachtung der Haut und der Druckbelastung, insbesondere an Fersen und weiteren besonders gefährdeten Stellen (Knochenvorsprünge) • Einschätzung des allgemeinen Wohlbefindens der Betroffenen	Empfehlungen unterschiedlicher Stärke in mehreren Leitlinien (AWMA 2012, KCE 2012, NPUAP/EPUAP/PPPIA 2014)
	Techniken/Hilfsmittel: • Verwendung von druck- sowie reibungs- und scherkraftarmen manuellen Techniken oder Hilfsmitteln („Anheben statt Ziehen") • Unverzügliche Entfernung verwendeter Transferhilfsmittel von der Auflagefläche, es sei denn, diese sind speziell für die Verwendung als Auflage spezifiziert	Empfehlungen unterschiedlicher Stärke in einer Leitlinie (NPUAP/EPUAP/PPPIA 2014)
Vorgehen bei der Wechsel-Positionierung und dem Transfer (Kinder)	Assessment bei jeder Positionierung/jedem Transfer: • Beobachtung der Haut und der Druckbelastung, insbesondere an Fersen und weiteren besonders gefährdeten Stellen (Knochenvorsprünge, z. B. Beckenkamm, Sakralbereich)	Empfehlung (keine Empfehlungsstärke angegeben) in einer Leitlinie (Royal Children´s Hospital 2012)
	Techniken/Hilfsmittel: • Vermeidung von Druckeinwirkungen auf Kopf und Kopfhaut bei Wechselpositionierungen	Empfehlung (keine Empfehlungsstärke angegeben) in einer Leitlinie (Royal Children´s Hospital 2012)

(3) Vollständige Entlastung stark gefährdeter Körperstellen von äußerer Druck- und Scherkrafteinwirkung

Intervention	Entscheidungs- und Handlungsaspekte	Evidenzgrundlage
Erwachsene (allgemein)	Positionierung auf besonders gefährdete Stellen: • Keine Positionierung auf gefährdeten Stellen mit Erythemen oder auf bestehenden Dekubitus (d. h., vollständige Freilage dieser Stellen)	Starke Empfehlung für individualisierte Positionierungs-intervalle in einer Leitlinie (NPUAP/EPUAP/PPPIA 2014)
	„Fersenfreilage" Kontinuierliche und vollständige Freilage der Fersen: • Auf gleichmäßige Druckverteilung entlang der aufliegenden Ferse achten • Spannung der Achillesferse vermeiden • Beugung im Kniegelenk um 5° bis 10° • Hilfsmittel: Inkonsistente Ergebnisse zu den Effekten spezieller Fersenschutzprodukte versus Positionierung auf Kissen	• Starke Empfehlung für „Fersenfreilage" in einer Leitlinie (NPUAP/EPUAP/PPPIA 2014), weitere Empfehlungen unterschiedlicher Stärke in zwei weiteren Leitlinien (AWMA 2012, NICE 2014) • Schwache Empfehlungen für die Gestaltung der Fersenfreilage und anzuwendende Hilfsmittel in einer Leitlinie (NPUAP/EPUAP/PPPIA 2014) • Zwei systematische Übersichtsarbeiten (über insgesamt 4 RCT, heterogene Qualität) zu Fersenschutzprodukten
Erwachsene (spezielle Populationen und Versorgungssituationen)	Bei Menschen mit Rückenmarkverletzungen: • Vollständige Freilage der Fersen und anderer Knochenvorsprünge	Empfehlung (keine Empfehlungsstärke angegeben) in einer Leitlinie (Spinal Cord Medicine 2014)
	Während Operationen: • Vollständige Freilage der Fersen	Konsensusbasierte Empfehlung in einer Leitlinie (AWMA 2012), Empfehlung (keine Empfehlungsstärke angegeben) in einer Leitlinie (KCE 2012)
Kinder	Keine ergänzenden Leitlinienaussagen oder Studienergebnisse zur vollständigen Druckentlastung bestimmter Körperstellen speziell bei Kindern oder Jugendlichen	

(4) Vermeidung bzw. Reduktion der therapiebedingten Druck und Scherkrafteinwirkung

Intervention	Entscheidungs- und Handlungsaspekte	Evidenzgrundlage
Vermeidung von Druckeinwirkung durch Zu- und Ableitungen (Erwachsene)	Medizinprodukte allgemein: Vermeidung jeglicher Druckeinwirkung durch Medizinprodukte (z. B. Vermeidung der Positionierung auf diesen Produkten)	Starke Empfehlung in einer Leitlinie (NPUAP/EPUAP/PPPIA 2014), Empfehlung (keine Empfehlungsstärke angegeben) in einer Leitlinie (KCE 2012)
	Vermeidung von Druckeinwirkung durch Zu- und Ableitungen: • Zusätzliche Hautinspektionen (häufiger als zweimal täglich) • Indikations- und sachgerechte Anwendung (Lage, Größe, Material) • Sofortige Entfernung bei Kontraindikationen • Spezielle Hautpflege und Verwendung von schützenden Auflagen • Regelmäßige Wechsel der Position der Zu- und Ableitungen	Empfehlungen unterschiedlicher Stärke in einer Leitlinie (NPUAP/EPUAP/PPPIA 2014)
Vermeidung von Druckeinwirkung durch Zu- und Ableitungen (Kinder)	Zweistündliche Positionsänderung von Zu- und Ableitungen bei Neugeborenen und Kindern	Empfehlung (keine Empfehlungsstärke angegeben) in einer Leitlinie (Royal Children´s Hospital 2012)
Vermeidung von Druckeinwirkung durch Operation (Erwachsene)	Vermeiden von Scherkräften bei der Positionierung für die Operation	Konsensusbasierte Empfehlung in einer Leitlinie (AWMA 2012), Empfehlung (keine Empfehlungsstärke angegeben) in einer Leitlinie (KCE 2012)